KB105420

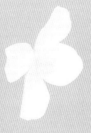

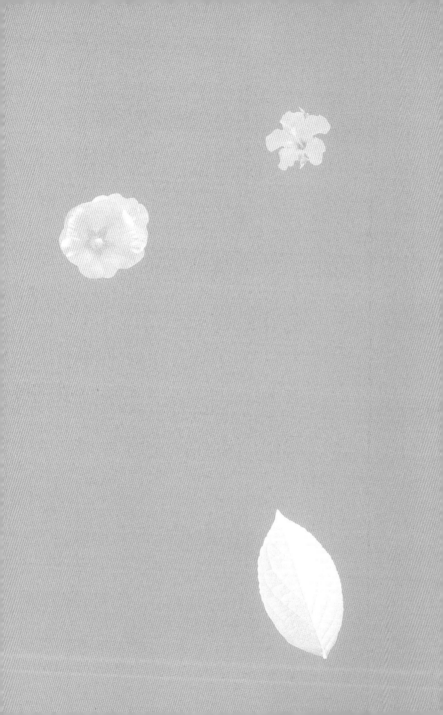

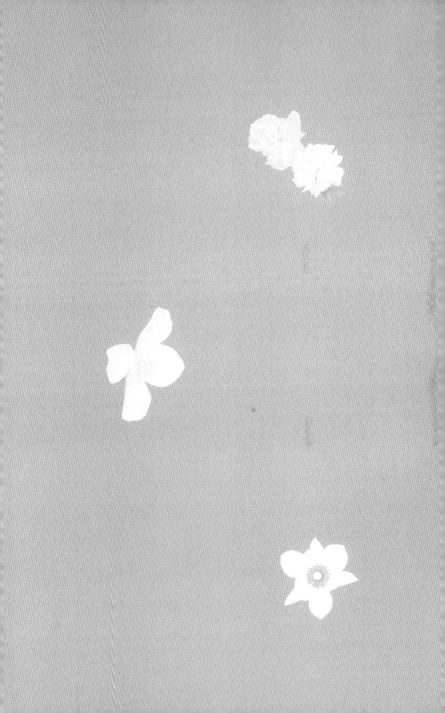

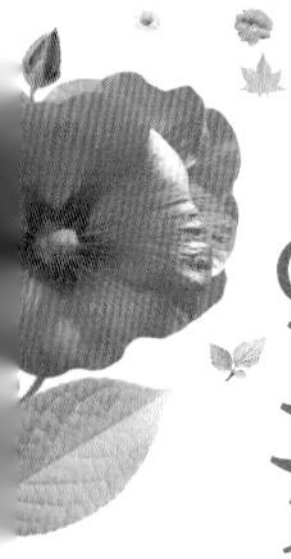

약이 되는
꽃 먹기 ①

지은이 ㅣ 제갈영·손현택
펴낸곳 ㅣ 도서출판 지식서관
펴낸이 ㅣ 이홍식
등록번호 ㅣ 제38-2003-00076호
주소 ㅣ 경기도 고양시 덕양구 고양동 31-38
전화 ㅣ 031)969-9311 팩스 ㅣ 031)969-9313
e-mail ㅣ jisiksa@hanmail.net

초판 1쇄 발행일 ㅣ 2020년 11월 10일

꽃맛도 보고 질병도 치유하는

약이 되는
꽃 먹기 ①

제갈영 · 손현택 지음

지식서관

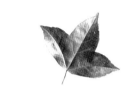
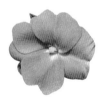

머리말

식물원 출입이 잦아지면서 허브 꽃밥이란 것을 즐겨 먹었습니다. 그러던 3년 전인가요? 식물도감을 읽던 어느 날 불현듯 우리나라꽃은 허브 꽃처럼 식용 꽃이 없다는 생각이 들었습니다. 그래서 관련 문헌을 찾아보기 시작하였고 여러 가지 문서를 확인한 결과 국내에도 식용 꽃 문화가 있었다는 사실을 알았습니다.

물론 그 식용 꽃 문화라는 것이 고작해야 20종 남짓하였으므로 책으로 꾸미기에는 턱없이 부족한 상태였습니다.

때는 12월 달이었습니다. 쇠뿔도 단김에 빼라는 말이 있듯, 2년 프로젝트로 국내 자생종 꽃 1천 종을 먹어 보기로 결정하고 바로 다음 날 완도로 출장을 떠났습니다. 눈 내리는 겨울에 완도엔 뭐가 있을까요?

12월에 눈 내릴 때 볼 수 있는 꽃이 있다면 아마 동백꽃이 있을 것입니다.

이렇게 시작한 먹는 꽃 취재 여행은 어느덧 3년이 흘렀습니다. 그 기간에 운 좋게도 '세계꽃식물원' 원장님을 비롯한 여러 분들과 이야기할 수 있는 계기를 얻었습니다. 일면식도 없는 저에게 꽃의 식용에 관해 장장 3시간 동안 토론을 벌여주신 세계꽃식물원 원장님께 이 기회에 깊은 감사 인사를 드립니다.

지난 2009년부터 3년 동안의 취재 결과 필자는 자생종 식물 꽃 1천 200여 종과 외래종 및 허브식물 꽃 400여 종을 식용해 보았습니다.

그 중에서 맛있거나 기억에 남은 꽃을 추천하기 위해 이 책을 꾸몄습니다. 이 책이 먹는 꽃에 관심 있는 분들과 색다른 요리를 꿈꾸는 분들, 또한 식물을 사랑하고 아끼는 분들에게 많은 도움이 되길 기원 드립니다.

2020년 10월
제갈영, 손현택 드림

photocoffeeman@daum.net

들어가는 말

1. 먹는 꽃을 즐길 수 있는 시기는 언제일까요?

꽃을 식용할 때는 가급적 봄꽃 위주로 식용하는 것이 자연주의자들의 주장입니다. 여름, 가을 꽃은 꽃 안에 해충의 알이나 곤충들이 서식하고 있을 확률이 높기 때문입니다. 그러므로 날벌레가 활동하지 않는 봄 꽃일수록 식용에 더욱 안전한 셈입니다. 만일 여름, 가을 꽃을 식용하고 싶다면 가볍게 세척한 뒤 전자렌지로 조금 익거나 응달에서 말린 뒤 식용할 것을 권장합니다.

2. 꽃은 식량자원화가 가능할까?

꽃은 식량자원화가 불가능한 식품입니다. 영양학적 면에서 꽃에는 단백질과 지방 성분이 없으므로 포만감을 불러일으키지도 않습니다. 물론 식량자원화가 불가능한 가장 큰 이유는 아무래도 저장성이 없기 때문일 것입니다.

저장성이 없다는 것은 대부분의 꽃이 냉장고에 저온 저장해도 3~6시간 뒤면 원형이 크게 훼손되어 아예 식용이 불가능하다는 뜻입니다. 김치냉장고처럼 절대적인 저장방식이 없기 때문에 산에서 꽃을 채취한 뒤 개개별 가정으로 공수하는 행위는 괜한 헛고생이 될 것입니다.

Note

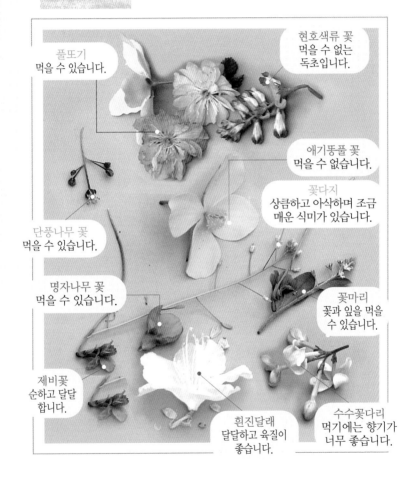

현호색류 꽃
먹을 수 없는
독초입니다.

풀또기
먹을 수 있습니다.

애기똥풀 꽃
먹을 수 없습니다.

꽃다지
상큼하고 아삭하며 조금
매운 식미가 있습니다.

단풍나무 꽃
먹을 수 있습니다.

명자나무 꽃
먹을 수 있습니다.

꽃마리
꽃과 잎을 먹을
수 있습니다.

제비꽃
순하고 달달
합니다.

흰진달래
달달하고 육질이
좋습니다.

수수꽃다리
먹기에는 향기가
너무 좋습니다.

예를 들어 산에서 먹고 싶은 꽃을 만났다고 가정해 봅니다. 꽃을 채취한 뒤 가정으로 돌아오는 시간은 2시간 내지 3시간이 소요될 것입니다. 그 시간 동안 상온에서의 꽃은 원형이 크게 훼손되어 먹지 못하는 꽃으로 변질됩니다.

이 때문에 필자는 매 순간 싱싱한 꽃을 섭취하려면 가정에서 집접 키워서 먹을 것을 권장합니다. 직접 키워서 먹는 방법만이, 자생지를 훼손하지 않고 싱싱한 꽃을 섭취할 수 있는 유일한 해결책일 것입니다.

3. 꽃에도 영양성분이 있나요?

꽃에서 가장 많이 차지하는 성분은 식용 색소입니다. 색소는 꽃의 색상을 표현하는 형질입니다. 꽃에는 항산화 물질이 다량 함유된 것으로 이미 학계에 보고되어 있습니다.

꽃의 식용 색소 중 가장 중요한 색소는 안토시아닌 색소입니다. 안토시아닌 색소는 시력에 큰 도움을 주는 성분입니다.

안토시아닌 색소는 흰색보다는 붉은색, 붉은색보다는 보라색 계통의 꽃잎, 즉 어두운 색의 꽃잎일수록 함유량이 기하급수로 높아집니다. 그러므로 밝은색 계통보다는 붉은색 혹은 보라색 계통의 꽃을 섭취하면 시력에 많은 도움을 줄 것입니다.

꽃에 함유된 항산화 물질은 노화방지에 도움이 되는 성분

11

동백꽃의 맛 구조

꽃잎은 육질이 다소 있고 맵다.

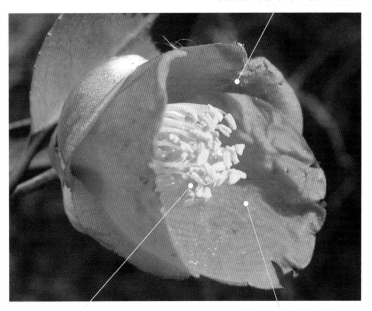

꽃밥이 무척 맵다.   식용보다는 요리 장식에 좋다.

이므로 화훼학계에서는 꽃의 식용이 시력과 노화방지에 많
은 도움을 준다고 말합니다.

4. 꽃의 채취 시기

일반적으로 꽃봉오리가 벌어질 무렵부터 꽃이 한참 개화
중일 때까지의 꽃을 채취하는 것이 좋습니다. 꽃이 질 무렵
에 채취하면 쓴맛 같은 잡맛이 생성되어 식용이 곤란할 수

도 있습니다.

5. 꽃의 섭취량

이 책에서 소개하는 꽃은 독성 여부를 정확하게 기술하려
고 노력하였지만 이들 식물 중 몇몇은 미발견 독성이 존재
할 수도 있습니다. 그러므로 꽃을 섭취할 때는 소량 섭취를
원칙으로 합니다.

꽃의 식용 방식

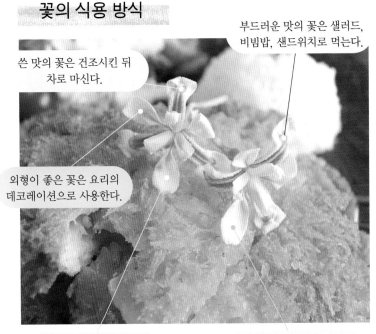

부드러운 맛의 꽃은 샐러드,
비빔밥, 샌드위치로 먹는다.

쓴 맛의 꽃은 건조시킨 뒤
차로 마신다.

외형이 좋은 꽃은 요리의
데코레이션으로 사용한다.

질긴 질감의 꽃은 채소처럼
볶거나 스프에 넣어 먹는다.

쓴 맛, 비린 맛, 잡 맛이 많은
꽃은 달달한 소스나 매운
소스에 찍어 먹는다.

보통 5~8cm 길이인 꽃의 경우 1~3송이를 섭취하는 것이 적당합니다. 물론 예로부터 먹어 왔던 안정성이 입증된 꽃은 섭취량을 3송이 이상으로 높일 수 있을 것이고, 조리해서 섭취할 경우에는 섭취량을 더 높일 수 있을 것입니다.

6. 꽃차

꽃차는 꽃봉오리가 벌어지기 전이나 꽃이 벌어질 무렵에 채취하여 깨끗이 세척한 뒤 밝은 그늘에서 건조시킨 뒤 음용합니다.

햇볕에서 말릴 경우 향이 날아갈 수도 있습니다.

꽃에 따라 찜통에서 찐 뒤 말리는 경우도 있습니다. 잘 건조시킨 꽃을 뜨거운 물에 우려 꽃차로 음용하다 보면, 차를 우려낼 때 꽃봉오리가 천천히 벌어지는 아름다운 모습을 볼 수 있을 것입니다.

때때로 꽃잎만 떼어내어 건조시키는 경우도 있습니다.

CONTENTS

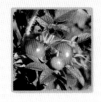

Part *1* 2~5월
봄 꽃 먹기

Part 2 2~5월
봄나무 꽃 먹기

17

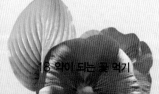

Part *1*

2~5월

봄 꽃 먹기

요로감염, 항암에 효능이 있는

산자고 꽃

백합과 여러해살이풀 *Tulipa edulis* 20~30cm

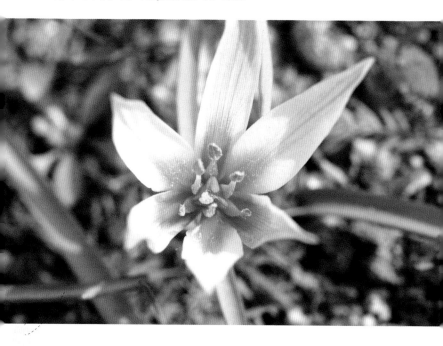

우리나라 중부이남의 무등산, 내장산과 제주도의 양지바른 풀밭, 서해안의 영흥도 일대의 촉촉한 땅에서 자생한다. 이른 봄인 4월경에 꽃이 피는 대표적인 봄꽃으로서 '까치무릇'이라고도 불린다.

꽃대는 높이 30cm 내외로 자라지만 쓰러지는 경우가 많다. 잎은 2장씩 달리고 길이 20~25cm 정도이다.

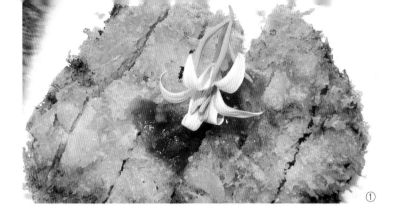

꽃은 중부지방 기준으로 4~5월에 핀다. 꽃대마다 1~3송이의 꽃이 달리고 꽃의 길이는 2.5cm 정도이다.

꽃잎처럼 보이는 화피갈래조각은 6개이고 흰색이며 안쪽에 노란색 무늬가 있다. 6개의 수술중 3개는 길고 3개는 짧다. 씨방에 1개의 암술대가 있다.

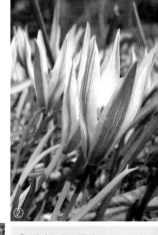

열매는 4~5월에 성숙하고 둥근 세모형이며 열매 끝에 암술대가 붙어 있다.

포기 전체를 식용 및 약용할 수 있지만 개체수가 적기 때문에 자연에서 채취하기보다는 키워서 먹을 것을 권장한다.

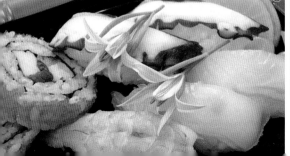

① 산자고 꽃 돈가스
② 산자고의 전초
③ 산자고 회초밥

꽃의 맛

야들야들한 식감에 마늘 향미가 있다.

| 먹는 방법 |

4월에 수확한 꽃은 알싸한 마늘 향미가 있으므로 육류나 어패류 요리와 잘 어울린다. 꽃, 잎, 뿌리를 모두 식용할 수 있다. 꽃은 날것으로 먹거나 샐러드로 먹는다. 잘 말린 꽃은 차로 우려 마신다. 잎에서도 마늘 향미가 있으므로 날것으로 먹거나 조리해서 먹는다.
민감성 체질의 사람들에겐 피부 트러블이 발생할 수도 있으므로 과다섭취하지 않는 것이 좋다.

| 약성과 효능 |

알뿌리(비늘줄기)는 해열, 해독, 가래, 항암에 달여 먹는다. 꽃은 요로감염, 항암에 효능이 있다. 잎은 각종 농양에 효능이 있다.
알뿌리를 약용할 경우 하루에 5개 분량 이상 섭취하면 문제가 발생할 수 있으므로 과다복용하지 않는다.

| 번식 |

종자를 이른 봄에 채취한 뒤 바로 파종하면 2년 뒤 발아한다. 알뿌리는 9월경에 심고 그늘에 둔 뒤 이듬해 2월에 양지로 옮긴다.

| 키우기 |

1 사설 식물원을 통해 종자나 모종의 구입이 가능한지 문의해 본다.
2 양지를 좋아하며 음지에서는 성장이 불량하다.
3 축축한 토양에서 잘 자란다.
4 수분은 보통보다 조금 촉촉하게 공급한다.
5 겨울철에 노지에서 월동한다.

폐를 보하고 음기 결핍에 효능이 있는

개별꽃

석죽과 여러해살이풀 *Pseudostellaria heterophylla* 8~15cm

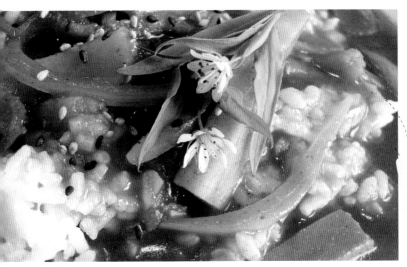

참가별꽃 카레

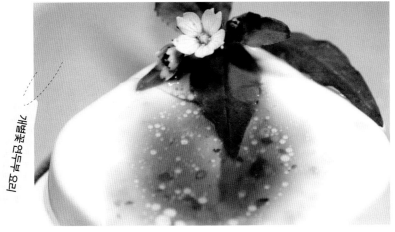

개별꽃 묵무침리

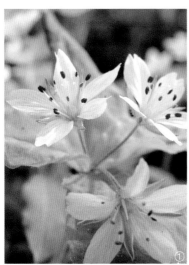
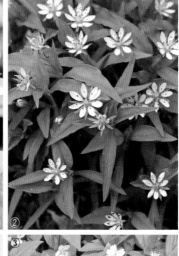

① 개별꽃 ② 참개별꽃 ③ 긴개별꽃

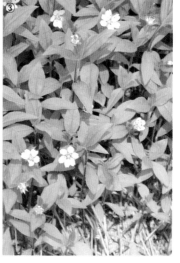

활엽수 아래에서 자생한
다. 잎은 마주나고 길이
1~4cm 정도이다. 5월에 피
는 꽃은 길이 2~3cm 정도
이고 1개 또는 여러 개의 꽃
이 달린다.

꽃잎은 5개이고 끝부분이
움푹 패여 있다. 수술은 10
개이고 3개로 갈라진 암술대
가 있다. 열매는 난형이고 3개로 갈라진다. 줄기와 꽃자루에 잔털이 있다.

참개별꽃은 꽃잎의 끝이 뾰족하고, 긴개별꽃은 꽃잎의 끝 부분이 움푹 패여 있으나 잎 양면에 잔털이 있다. 모두 방추형 뿌리가 달린다. 전초를 약용하는데 인삼과 비슷한 효능이 있다고 하여 '태자삼' 이라는 별칭이 있다.

개별꽃 종류는 놀라운 약용 효과 때문에 남획이 심하여 그만큼 개체수가 많이 줄어들고 있다. 식용할 목적이라면 직접 키워 먹을 것을 권장한다.

꽃의 맛

연한 인삼 맛이 난다.

| 먹는 방법 |

꽃을 날것으로 먹는다. 지면과 거의 붙은 상태로 자라므로 흙먼지로 오염된 경우가 많다. 깨끗이 세척한 뒤 전자렌지로 잠깐 익힌 뒤 식용한다. 꽃에서는 연한 인삼 맛이 나고 온화하다. 싱싱한 꽃을 육류 요리와 튀김 요리의 데코레이션으로 사용하거나 샐러드로 먹는 것도 좋은 방법이다.

| 약성과 효능 |

방추형 뿌리를 햇볕에 잘 건조시킨 뒤 5~10g 단위로 달여 먹는다.
신경쇠약, 정신피로, 비위허약, 폐렴, 천식, 기침, 폐기종, 늑막염, 기관지염에 좋고 폐를 보하는 효능이 있다.
중국에서는 음기 결핍을 치료하는 인기 있는 약용식물이며 당뇨, 암, 에이즈 치료에 대한 가능성도 연구중이다. 최근엔, 담배 연기에 노출된 쥐에게 실험한 결과 폐를 복원하는 효능이 있음이 증명되었다.

| 번식 |

종자

| 키우기 |

1 높은 산의 아고산대 활엽수림 아래와 비탈진 사면에서 볼 수 있다.
2 활엽수 아래, 즉 부식질 토양에서 잘 자란다.
3 양지 또는 반그늘에서 잘 자란다.
4 수분은 보통으로 공급한다.
5 겨울에 월동이 가능하다.

위장염증, 구토에 효능이 있는

얼레지 꽃

백합과 여러해살이풀 *Erythronium japonicum* 20~30cm

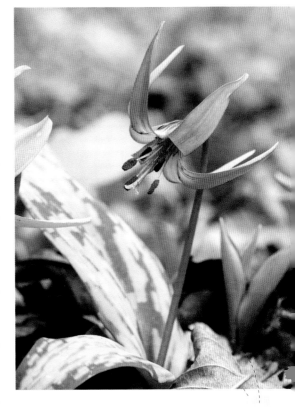

우리나라와 중국, 일본에서 자생하는 여러해살이풀로서 '가재무릇'이라고도 부른다.

높이 20~30cm 정도 자라고 잎의 길이는 6~12cm 정도이며, 잎에 얼룩무늬가 있다.

1개의 긴 꽃대가 올라온 뒤 길이 7cm 정도의 보라색 꽃이 달린다.

꽃잎은 6개이고 맑은 날에 꽃잎이 뒤로 젖혀지는 성질이 있다. 꽃 안쪽에는 W자형의 얼룩이 있다.

타원형 열매는 6~7월에 성숙하고 검은색 종자가 들어 있

얼레지 꽃

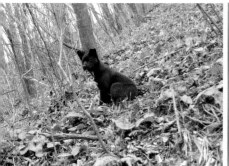
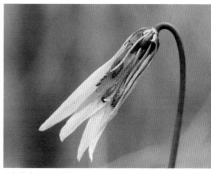

화천 광덕산 얼레지와 동네 개　　　얼레지 꽃의 구조

다. 씨앗을 채취하려면 이때 바로 채취해야 하는데 이 시기를 놓치면 열매가 벌어지면서 씨앗이 낙과한다.

　우리나라에서는 전국의 높은 산에서 볼 수 있는데 화천 광덕산의 얼레지 군락이 전국적으로 유명하다.

얼레지 오징어덮밥

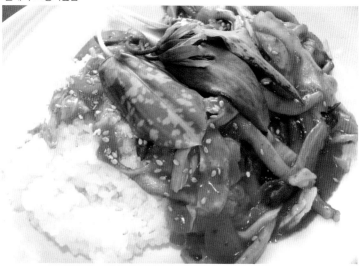

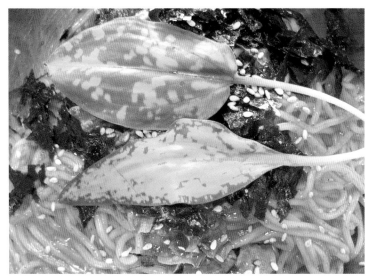

비빔국수에 올려 먹는 얼레지

얼레지는 된장국으로 즐기는 유명한 나물이지만 과다 섭취를 하면 설사를 유발한다. 싱싱한 꽃을 섭취할 경우 1송이 내외, 잎을 섭취할 경우 2쪽 내외가 설사에 대한 방비책이다. 이웃 일본에서는 알뿌리로 전분을 만든 기록이 있지만 알뿌리를 직접 캘 때 피부 질환을 일으킬 수도 있다.

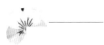

꽃의 맛

야들야들하고 아삭하다.

| 먹는 방법 |
4~5월에 꽃을 수확한다. 야들야들하고 약간의 비린 맛이 난다. 잎은 꽃과 거의 같은 맛이다. 섭취시 1~2개의 잎만 먹는다. 꽃과 잎을 과다섭취하면 설사를 유발한다.
알뿌리는 일본에서 과거에 전분으로 만들어 과자나 튀김 요리에 사용한 기록이 있고 이를 카타쿠리코(片栗粉, 얼레지 전분)라고 불렀지만 현재는 감자 전분을 뜻하는 용어가 되었다. 얼레지 알뿌리로 만든 전분은 시중에서 유통되지 않고 있으며 가격도 고가이다.

| 약성과 효능 |
공식적인 약용 기록이 없다. 민간에서는 위장염증과 구토 등에 약용하기도 한다.

| 번식 |
5월경 성숙한 종자를 수확한 뒤 가을에 파종한다.

| 키우기 |
1 사설 식물원을 통해 모종을 구입할 수 있는지 문의한다.
2 양지에서 잘 자란다.
3 배수가 잘 되는 축축한 부식질의 비옥한 토양을 선호한다.
4 수분은 보통으로 공급한다. 화분으로 키울 경우 휴면기에는 그늘로 옮기고 수분을 일정 간격으로 공급한다.
5 최적온도는 10~20℃이다. 늦봄부터 지상부가 시들면서 휴면기에 들어간다. 휴면기에서 깨어나려면 추운 온도가 필요하므로 늦가을부터 다시 활동을 시작하고 이듬해 봄에 개화한다.

변비, 천식, 식욕부진에 효능이 있는

당개지치 꽃

지치과 여러해살이풀 *Brachybotrys paridiformis* 40~60cm

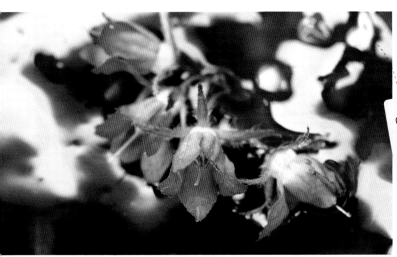

당개지치 꽃과 육류 요리

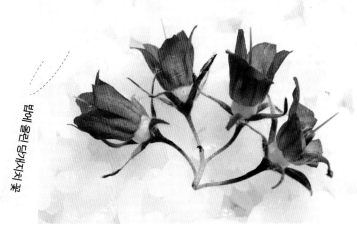

밥에 올린 당개지치 꽃

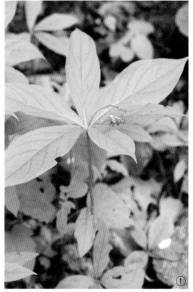

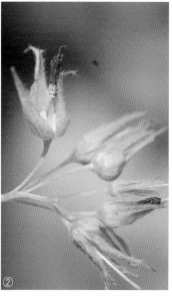

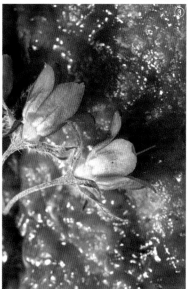

① 천마산 당개지치
② 당개지치 열매
③ 돈까스에 올린 당개지치 꽃

　산과 숲의 축축하고 그늘
진 곳에서 자란다. 어긋난
잎은 한 번에 5~7개씩 달
리기 때문에 돌려나는 것
처럼 보인다. 잎의 길이는
5~12cm 정도로서 비교적
크다.

　5~6월에 피는 꽃은 보라

색으로 줄기 끝에서 총상화서로 달린다. 꽃의 지름은 1cm 정도이고 5~7송이씩 달린다. 꽃받침은 5개이고 끝부분이 열편으로 갈라지고 잔털이 있다. 수술은 5개, 암술대는 1개이다. 길이 3mm 정도의 열매는 삼각꼴이고 8~9월에 검은 색으로 익는다.

　당개지치는 지치과의 당개지치속에 있는 1속 1종 식물이며 우리나라 중북부, 백두산, 길림, 요녕, 러시아 프리모르예에서 자생한다. 강원도와 경기도의 높은 산에서도 볼 수 있다.

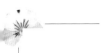

꽃의 맛

약간 쓰고 다소 달달하고 약간 시큼하다.

| 먹는 방법 |

나물로 유명하지만 꽃 또한 먹을 만하다. 약간 쓰고, 약간 달달하고, 약간 시큼해서 3박자가 잘 떨어진다.

5월에 채취한 꽃을 잘 세척한 뒤 날것으로 먹거나 샐러드로 먹고, 죽이나 수프에 넣어 먹는다.

꽃의 보라색은 비주얼 면에서도 뛰어나기 때문에 대부분의 요리에서 데코레이션 용도로 사용할 수 있다.

| 약성과 효능 |

알려진 약성이 없지만 지치과 식물들은 대부분 특별한 약용 성분이 있으므로 그에 준하는 약성이 있을 것으로 추정된다. 민간에서는 변비, 천식, 식욕부진에 뿌리를 약용한다.

| 번식 |

종자(9월, 3월), 포기나누기(잎이 모두 고사한 가을 혹은 봄)

| 키우기 |

1 대도시 인근의 높은 산 계곡가의 축축한 음지에서 볼 수 있다. 8~9월에 검은색으로 익은 씨앗을 채집한 뒤 비옥한 토양에 직파한다.
2 반그늘에서 잘 자란다. 햇볕이 한두 시간 들어오는 음지에서도 성장이 양호하다.
3 물빠짐이 좋은 부식질의 토양을 좋아한다.
4 수분은 보통으로 유지한다.
5 겨울에 노지에서 월동한다.

구충, 이뇨, 괴혈병에 효능이 있는

큰괭이밥 & 괭이밥 꽃

괭이밥과 여러해살이풀 *Oxalis obtriangulata* 15~30cm

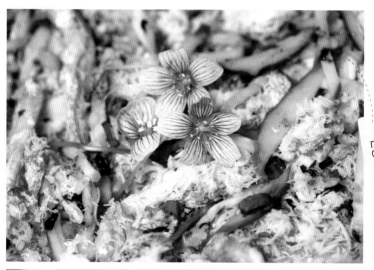

큰괭이밥 꽃차

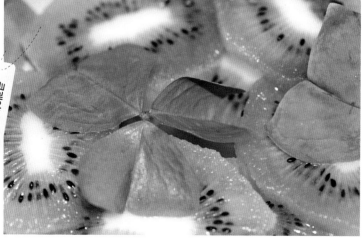

괭이밥 꽃 & 키위 꽃차

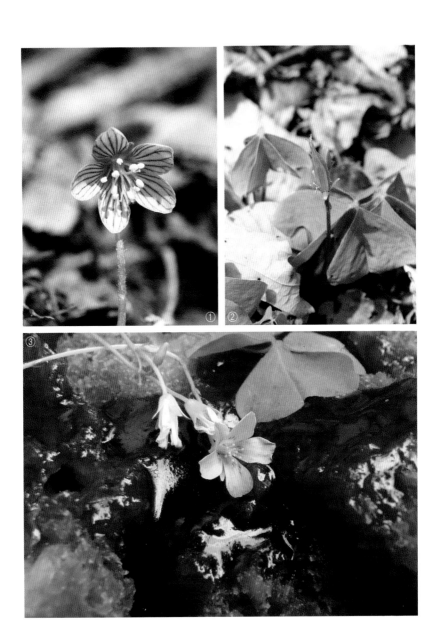

36 약이 되는 꽃 먹기

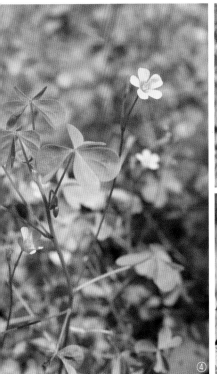

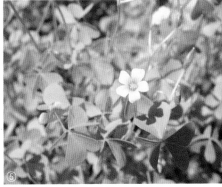

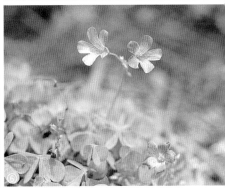

① 큰괭이밥   ② 큰괭이밥의 잎
③ 튀김요리와 괭이밥 꽃
④ 선괭이밥   ⑤ 괭이밥
⑥ 자주괭이밥

큰괭이밥은 전국의 높은 산 계곡가에서 자란다. 이른 5월에 잎 사이에서 꽃대가 20cm 높이로 올라오고 지름 1~1.5cm 정도의 꽃이 달린다. 꽃이 시들면 클로버 잎처럼 생긴 3출엽 잎이 크게 성장한다. 열매는 원주형이고 6~8월 사이에 채집할 수 있다. 꽃과 잎에서 신맛이 나는 것으로 유명하다.

괭이밥(Oxalis corniculata)은 5~9월 사이에 꽃이 피고 줄기가 옆으로 비스듬히 자라는 성격이 있어 '눈괭이밥' 이라고도 부른다. 열매는 원주형이고 9월에 익는다. 꽃과 잎에서 신맛이 난다. 줄기는 10~20cm 높이로 자란다.

선괭이밥(Oxalis stricta)은 괭이밥과 같은 꽃이 피지만 줄기가 직립해서 자라는 성격이 있다. 서 있는 괭이밥이란 뜻에서 이름이 붙었다. 줄기는 30~40cm 높이로 자란다.

자주괭이밥(Oxalis corymbosa)은 남미 원산의 외래종 식물이며 가정집에서 즐겨 키운다. 흔히 '사랑초' 라고 불리고 다양한 원예종이 있다.

꽃의 맛

꽃의 꿀샘 부분에서 시큼한 맛이 난다.

| 먹는 방법 |

큰괭이밥, 괭이밥 둘 다 옥살산(Oxalic acid) 성분 때문에 매우 시큼한 맛이 난다. 각종 샐러드의 신맛을 내기 위한 맛내기로 먹는다.
잎에는 옥살산 12%와 비타민 C가 다량 함유되어 있다. 잎을 1쪽만 먹어도 매우 시큼하므로 샐러드에 넣을 때 소량을 잘게 썰어 넣는다. 잎에 비해 꽃의 맛은 신맛이 덜하다. 꽃은 데코레이션 겸 날것으로 먹는다.

| 약성과 효능 |

전초는 염증, 구충, 이뇨, 해열, 장염, 설사, 요로감염, 임질, 항균, 치질, 괴혈병에 효능이 있다. 잎은 화상, 독사에 물린 상처, 벌레 물린 상처에 짓이겨 바른다. 항균, 괴혈병, 구충제로서의 효능이 높다.

| 번식 |

종자

| 키우기 |

1 대도시 인근 높은 산의 계곡가에서 볼 수 있다.
2 양지, 반그늘에서 잘 자란다.
3 물빠짐이 좋은 사질 토양, 점질 토양에서 잘 자란다.
4 물을 보통으로 공급한다.
5 겨울에 노지에서 월동한다.

해열, 독성 제거에 효능이 있는

큰구슬붕이 꽃

용담과 두해살이풀 *Gentiana zollingeri* 5~10cm

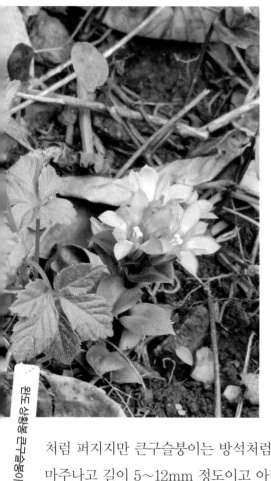

전국의 산과 들에서 자란다. 꽃받침이 뒤로 젖혀지면 '구슬붕이', 뒤로 젖혀지지 않으면 '큰구슬붕이'라고 한다.

높이 6~10cm 정도의 손가락 3~4마디 길이로 자라기 때문에 산의 풀밭, 무덤가, 햇볕이 잘 드는 비탈진 산록에서 찾아봐야 한다.

줄기는 각이 지고 곧게 자란다. 구슬붕이는 뿌리잎이 방석처럼 퍼지지만 큰구슬붕이는 방석처럼 퍼지지 않는다. 잎은 마주나고 길이 5~12mm 정도이고 아랫부분이 합쳐진 상태에서 잎집 모양이 된다.

5~6월에 피는 자주색 꽃은 종 모양이고 자주색이다. 분홍색 꽃이 피는 것은 흔히 '분홍구슬붕이'라고 말한다.

꽃의 길이는 1.2~2.5cm 정도이고 화관의 끝부분이 5개로 갈라진 뒤 뒤로 젖혀진다. 꽃은 해가 뜨면 벌어지고 해가 질 무렵 오므라든다. 수술은 5개, 암술은 1개이다.

6~7월에 익는 열매는 원주 모양이고 끝부분이 2개로 갈라진다.

유사종으로는 한라산에서 자생하며 꽃이 1개월 정도 늦게 피는 '흰그늘용담', 잎이 작고 선형인 '좀구슬붕이', 고산에서 자생하는 '고산구슬붕이', 4~5월에 꽃이 피고 가지 끝에서 꽃이 한송이씩 달리는 '봄구슬붕이', 백두산에서 자생하

큰구슬붕이 샐러드

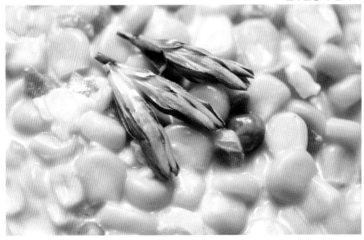

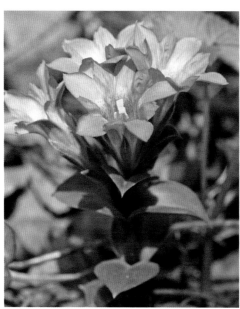
큰구슬붕이 꽃

는 '백두산구슬붕이' 등이 있다.

이들 품종은 분재로 기르는 경우가 많을뿐더러 야생화 전문 꽃집에서 모종을 판매하는 경우도 많다.

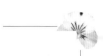

꽃의 맛

부드럽고 담백하고 쓴 맛이 조금 있지만 제법 맛있다.

| 먹는 방법 |
4~5월에 꽃을 채취한다. 꽃의 맛은 부드럽고 담백하며, 인삼 맛을 연상시키는 조금 쓴 맛이 있고 쫄깃한 식미가 있다. 채취한 뒤 한두 시간 지나면 꽃봉우리가 오므라들므로 꽃을 식용할 때는 깨끗이 세척한 뒤 꽃봉오리 안에 개미 같은 이물질이 없는지 확인한다.
용담 꽃에 비해 쓴 맛이 적고 꽃의 식미가 쫄깃하므로 날것으로 먹거나 샐러드로 먹기에도 안성맞춤이다.
햇빛을 차단하면 바로 꽃봉우리가 오므라드는 속성상 요리의 데코레이션으로 사용하려면 직접 키워 먹는 방법밖에 없다.

| 약성과 효능 |
뿌리를 제외한 전초를 달여서 복용하면 해열, 충수염, 종기, 급성결막염 등에 효능이 있고, 몸 속의 독성을 없애주는 효과가 있다.

| 번식 |
7~8월에 종자를 채취해 바로 직파한다.

| 키우기 |
1 야생화 전문 화원에서 모종을 구입할 수 있다.
2 양지에서 잘 자란다.
3 배수가 잘 되는 점질 토양을 좋아한다.
4 수분은 보통으로 관리한다.
4 겨울에 노지에서 월동할 수 있다.

해독, 이뇨, 간염에 효능이 있는

민들레 꽃

국화과 여러해살이풀 *Taraxacum platycarpum* 15~30cm

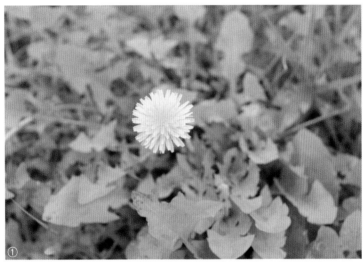

① 서양민들레
② 봉녕사 사찰음식박람회의
   민들레 기장밥

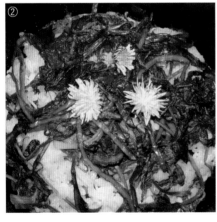

500m 이하의 산지에서 자란다. 도시에서 볼 수 있는 민들레는 대개 서양민들레이고 시골에서 볼 수 있는 것은 토종민들레가

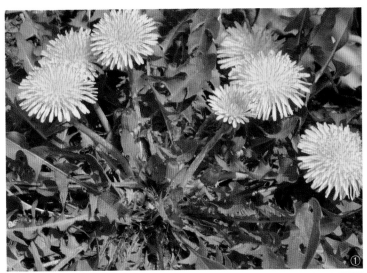

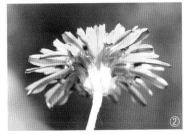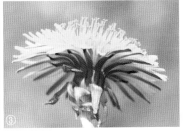

① 토종민들레
② 토종민들레의 총포
③ 서양민들레의 총포

많다. 토종민들레는 총포가 뒤로 젖혀지지 않지만 서양민들레는 총포가 뒤로 젖혀지는 것으로 구별할 수 있다.

둘 다 식용 및 약용이 가능하지만 도로변에서 볼 수 있는 것들은 대부분 서양민들레이므로 오염되지 않는 토양에서 자라는 민들레를 수확해서 이용한다. 서양민들레는 서양에서도 약

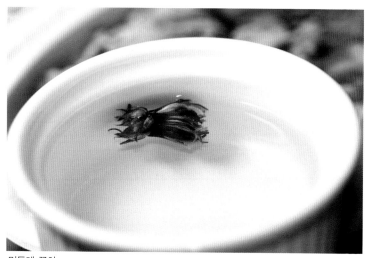

민들레 꽃차

용 허브로 유명하다.

민들레는 높이 10~30cm 정도로 자라고 잎의 길이는 20~30cm이다. 뿌리잎의 가장자리는 무우 잎처럼 갈라지고 방석처럼 퍼진다.

꽃은 지름 3~7cm 정도이고 긴 꽃대 위에서 1송이씩 달린다. 이 꽃은 꽃잎처럼 보이는 혀꽃(설상화)과 대롱꽃(관상화)으로 이루어져 있다.

열매는 6~7월에 검은색 종자로 성숙하고 은색 관모가 붙어 있다.

서양민들레는 가을에도 꽃을 쉽게 볼 수 있다.

꽃의 맛

쓴 맛이 많고 꽃잎 아래쪽으로 관모가 붙어 있다.

| 먹는 방법 |

5월에 꽃을 채취한 뒤 꽃잎만 뽑아 요리에 뿌려 먹는데 꽃잎 아래쪽에 관모가 있으므로 식감이 그리 좋지 않다. 쓴 맛이 제법 많다. 꽃은 통 채로 세척한 뒤 전자렌지로 건조시키고 차로 우리거나 튀김으로 먹는다. 꽃을 술로 담글 경우 녹색의 꽃받침 부분은 떼어내고 담근다. 어린 잎은 샐러드로 먹거나 건조시킨 뒤 차로 마신다. 꽃을 포함한 전초는 장아찌로 담근다. 뿌리를 가을에 수확하여 건조시킨 뒤 볶아서 우려 마시면 카페인이 없는 커피 대용으로 아주 좋다.

| 약성과 효능 |

전초를 햇볕에 건조시킨 뒤 달여 먹는다. 해독, 이뇨, 급성유선염, 급성 결막염, 편도선염, 기관지염, 간염, 요로감염에 효능이 있다. 잎에는 단백질, 칼륨, 비타민 A · C가 많이 함유되어 있다. 잎으로 만든 증류수는 화장품을 만들고 주근깨에 효능이 있다.
전초에는 미약한 독성이 있으나 식용에는 문제가 없고, 체질에 따라 피부 질환을 일으킬 수도 있다.

| 번식 |

6~7월에 씨앗이 날아가기 전 수확한 뒤 이듬해 3월에 파종한다.

| 키우기 |

1 서양민들레의 씨앗은 도시의 풀밭에서도 쉽게 채취할 수 있다.
2 양지 또는 반 그늘에서 잘 자란다.
3 토양을 가리지 않으나 비옥한 토양을 선호한다.
4 수분은 보통으로 공급하거나 약간 촉촉하게 공급한다.
5 겨울에 월동이 가능하다.

기를 잘 통하게 하는 효능이 있는

꽃다지 꽃

십자화과 두해살이풀 *Draba nemorosa* 20~30cm

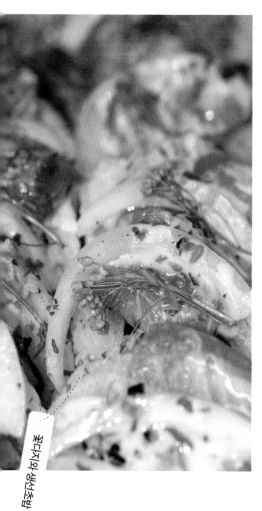

꽃다지 생약초

이른 봄에 도시공원의 풀밭이나 시골 논둑, 농장의 초지에서 흔히 볼 수 있는 꽃다지는 어린 잎을 나물로 먹고, 꽃은 각종 요리에 장식을 겸해 식용한다.

잎은 이르면 3월 초순에 방석 모양으로 올라오는데 잔털이 있다.

긴 꽃대가 올라오면서 4~6월 사이에 노란색 꽃이 총상화서로 달린다.

꽃의 지름은 6cm 정도이고 꽃잎은 4개, 십자가 모양으로 퍼지고,

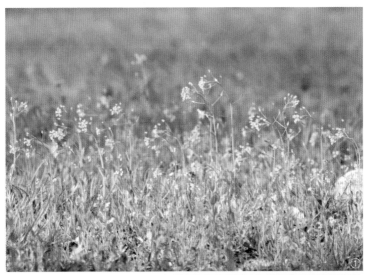

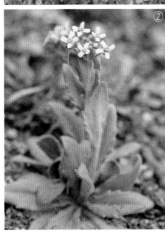

① 4월 말의 꽃다지
② 3월 말의 꽃다지

6개의 수술 중 4개는 길고 2개
는 짧다. 꽃의 크기가 작기 때
문에 통째로 먹는데 상큼하고
알싸한 맛이 난다.

뿌리 잎은 방석처럼 퍼지고
길이 2~4cm 정도이고 보송보
송한 잔털이 있다. 꽃대가 올
라오기 전 어린 잎은 나물로 먹는다.

줄기 잎은 어긋나고 길이 1~3cm 정도이며 잔털이 있고 가
장자리에 큰 톱니가 있다.

5~6월이 지나면 꽃대가 호리호리하게 자라고 꽃 사이사이에 열매가 붙는다. 열매는 장타원형이고 털이 있으며 6월경 성숙한다. 열매 안에는 깨알보다 작은 씨앗들이 잔뜩 들어 있다. 십자화과의 다른 식물과는 잎 모양과 열매 모양, 열매 털로 구별할 수 있다.

꽃다지는 주변에서 가장 흔히 보는 식물이므로 잡초처럼 취급하는 경우가 많다. 서양의 자연주의자들은 꽃다지와 비슷한 다닥냉이를 겨자 맛 샐러드로 즐기기 때문에 그와 같은 방식으로 식용해도 무방해 보인다.

꽃의 맛

상큼하고 약간의 겨자 맛이 난다.

| 먹는 방법 |

4~6월 사이에 꽃을 채취한 뒤 깨끗이 세척하여 전자렌지로 건조시켜 식용하거나 요리의 데코레이션으로 사용한다. 어린 모종은 샐러드로 먹거나 조리해서 먹는다.

| 약성과 효능 |

6~8월에 열매를 채취하고 잘 건조시킨 뒤 씨앗만 추출해 약용한다. 폐가 막히는 증세, 종기, 해수, 기를 잘 통하게 하는 효능, 배 속에 덩어리가 쌓여 아픈 증세에 효능이 있다. 씨앗을 5g 정도 달여서 복용한다.

| 번식 |

종자

| 키우기 |

1 공원 풀밭, 등산로 옆, 시골 논둑, 밭둑, 제방에서 흔히 볼 수 있으므로 씨앗을 채집하기 용이하다.
2 양지, 반그늘에서 잘 자란다.
3 토양을 가리지 않으나 다소 축축한 토양을 선호한다.
4 수분은 보통으로 공급한다.
5 겨울에 노지에서 월동한다.

각종 종기에 효능이 있는
유채 꽃

십자화과 두해살이풀 *Brassica campestris* 1m

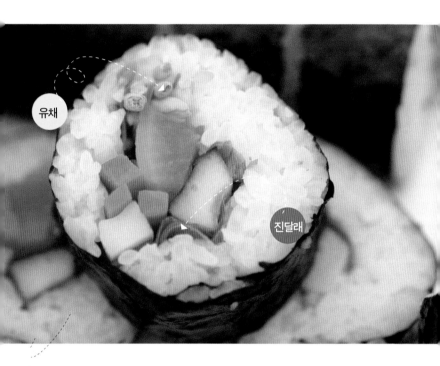

유채

진달래

유채 & 진달래 김밥

중국 원산이며 국내에서는 1960년대부터 본격적으로 재배했다.

키는 1m 정도로 자란다. 줄기 잎은 잎자루가 있고, 하단 잎은 깃모양으로 잎의 가장자리가 무우 잎처럼 갈라진다. 상단 잎은 밑부분이 줄기를 감싼다. 갓과 비슷하지만 갓은 상

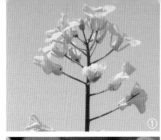

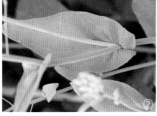

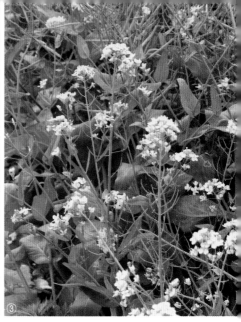

① 유채 꽃
② 줄기를 감싸는 유채 잎
③ 영암 도로변의 유채
④ 유채 김밥과 팬지, 장미 꽃

단 잎이 줄기를 감싸지 않으므로 구별할 수 있다.

　꽃은 4월에 총상화서로 달리고 꽃의 길이는 6mm 정도이

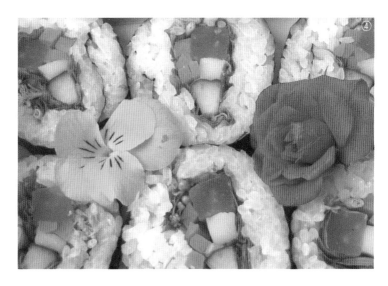

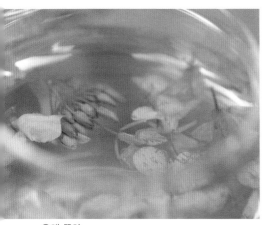
유채 꽃차

다. 6개의 수술에서 4개는 길고 2개는 짧다.

유채는 재래시장에서 '하루나'라고 부르며 잎을 나물로 식용하고, 종자는 식용유를 만든다. 마트에서 흔히 볼 수 있는 카놀라 식용유는 유채의 씨앗을 압착한 것이다.

지금의 유채는 극동지역은 물론 전세계에서 카놀라유를 제조하기 위해 흔히 재배한다. 순무와 거의 비슷한 종이므로 뿌리를 순무처럼 식용할 수 있다.

국내에서는 제주도와 남부지방에서 재배하지만 중부지방에서도 성장이 양호하므로 꽃과 잎을 섭취하기 위해 키워 볼 만하다. 충청이남 지방에서는 도로변 유휴지에 관상용으로 즐겨 심는데 이른 봄이면 노란색 유채꽃이 장관을 이룬다.

비슷한 맛의 꽃으로는 배추 꽃, 무우꽃, 갓 꽃 등이 있고 이들 꽃들도 식용할 수 있다.

꽃의 맛

상큼하고 톡 쏘는 매운 맛이다.

| 먹는 방법 |

4월에 꽃을 채집한다. 꽃의 맛은 조금 맵지만 상큼하고 톡 쏘는 맛이 난다. 예컨데 조금 매운 맛의 무우 맛이 연상된다.

가볍게 세척한 싱싱한 꽃을 김밥에 넣어 먹거나 비빔밥에 넣어 먹는다. 싱싱한 꽃을 여러 가지 차에 넣어 먹는다. 잎은 무우 잎보다 부드럽고 식미는 매운 양배추 맛과 비슷하다. 어린 잎과 뿌리는 샐러드로 먹고 성숙한 잎과 늙은 뿌리는 조리해서 식용한다.

| 약성과 효능 |

각종 종기에 효능이 있다. 순무는 민간에서 암 치료에 사용한 기록이 많으므로 유채 또한 그와 같은 치료법이 가능할 것으로 추정된다.

순무는 잎과 줄기를 달여 암 치료에 사용하거나 꽃을 피부암에 짓이겨 바르기도 한다.

| 번식 |

5월경 종자를 수확한 뒤 가을에 파종한다.

| 키우기 |

1 큰 화원에서 시각적으로 건강한 모종을 구입한다.
2 양지 또는 반그늘에서 키운다.
3 점질 토양을 권장하며, 산성 토양에서도 매우 잘 자란다.
4 수분은 조금 촉촉하게 공급한다.
5 월동 가능 온도는 0~2도 내외이므로 중부이북에서는 겨울에 실내로 옮긴다.

이뇨, 지혈, 해독에 효능이 있는
냉이 꽃

십자화과 두해살이풀 *Capsella bursapastoris* 10~50cm

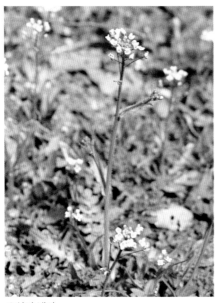

오산의 냉이

된장국으로 먹는 나물로 유명하다. 시골의 논둑이나 밭둑, 도시의 왕릉에서 흔히 볼 수 있다.

꽃의 맛은 상큼한 맛에 미약하게 단맛이 가미되어 있다. 꽃이 작기 때문에 통째로 먹는다. 곤충과 해충이 활동을 시작하는 5월 이후 채집한 꽃은 깨끗이 세척한 뒤 식용하거나 요리의 데코레이션으로 사용한다.

6월경 채취한 종자를 바로 파종하면 가을에 모종으로 자란다. 가정에서 가을 모종을 키우고 싶다면 겨울에 실내로 옮긴 뒤 온실에서 키우듯 보호하며 키운다.

양지를 선호하고 비옥한 토양에서 잘 자란다. 성장이 불량

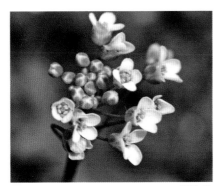

냉이 꽃

하면 액체 비료를 공급
한다.

 냉이 잎을 수확하는
농장들은 보통 1년에 3
차례 재배를 한다. 따
라서 가정에서도 1년에
최소 3번은 꽃을 수확
할 수 있다.

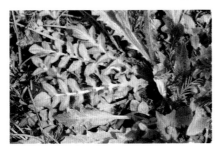

냉이 잎

신장 결석 치료약으로 유명한
긴병꽃풀 꽃
꿀풀과 여러해살이풀 *Glechoma hederacea* 5~20cm

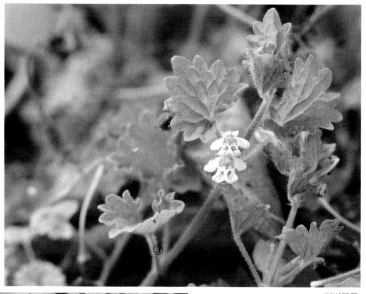

긴병꽃풀

산과 들판, 민가 주변의 조금 축축한 곳에서 자란 다.

줄기는 모가 지고 직립 해서 자랐다가 꽃이 떨어 지면 쓰러진다. 잎은 마주

긴병꽃풀 잎

나고 난형이거나 신장상 원형이고 가장자리에 둔한 톱니가 있다.

잎의 길이는 1.5~2.5cm 정도이고 비비면 연한 박하 향이 난다.

입술 모양의 꽃이 4~5월에 잎겨드랑이에서 1~3개씩 달린다. 4개의 수술 중 2개는 길고 2개는 짧다.

열매는 타원형이고 6월에 수집할 수 있다.

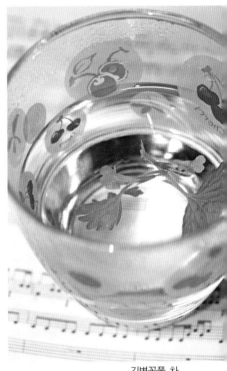

긴병꽃풀 차

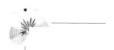

꽃의 맛

꿀샘이 조금 있고 박하 향이 강하다.

| 먹는 방법 |

4~5월에 꽃을 채취한다. 꽃에서 박하 향과 쓴 맛이 난다. 날것으로 먹거나 차, 샐러드, 죽이나 수프에 넣어 먹는다. 박하차 대용으로 먹어 볼 만하다.

| 약성과 효능 |

어린이의 카타르성 위염, 카타르성 구내염 등의 카타르성 병증과 전신의 저항력 감퇴에 특히 효능이 높다.
민간에서는 신장결석 치료약으로 매우 유명하다. 전초 혹은 줄기를 달여 복용한다. 그 외에 진통, 소화, 이뇨, 해열, 자양강장에 효능이 있다. 타박상에는 잎을 짓이겨 바른다.

| 번식 |

종자, 포기나누기, 꺾꽂이

| 키우기 |

1 숲 가장자리, 공원 풀밭의 축축한 곳에서 볼 수 있다.
2 반그늘에서 잘 자라고 양지에서도 성장이 양호하다.
3 점토질의 산성 토양에서 잘 자란다. 비옥질에서는 왕성하게 번식한다.
4 물을 보통보다 촉촉하게 공급한다.
5 겨울에 월동한다.

기관지염, 간 기능에 도움을 주는

금창초 꽃

꿀풀과 여러해살이풀   Ajuga decumbens   5~10cm

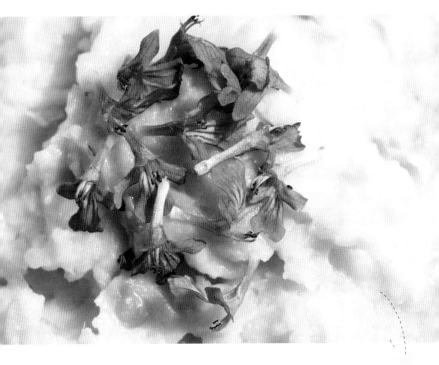

금창초 샐러드

　원예종의 아주가와 비슷한 금창초는 남부지방의 풀밭, 길가, 높은 산의 저지대, 1000m 이하 산지의 축축한 땅에서 자란다.

　키는 5~10cm 정도이며 뿌리 잎이 방석처럼 퍼진다. 줄기는 비스듬히 자라는 경우가 많고 잔털이 있다.

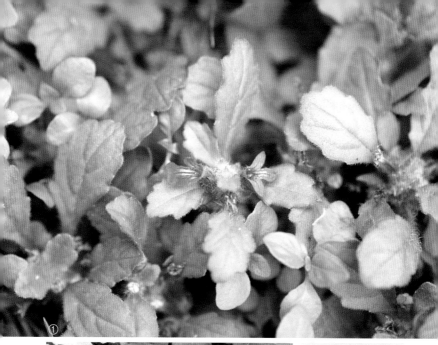

①

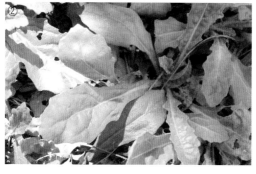

②

① 유달산 금창초
② 금창초의 잎

잎은 난형이고 가장자리에 물결 모양의 톱니가 있고 뽀송뽀송한 잔털이 있다. 잎의 색상은 녹색이지만 때때로 자주색이 돈다.

5~6월에 피는 꽃은 자주색이고 잎 겨드랑이에 여러 개가 달린다.

꽃의 길이는 1cm 정도의 입술 모양이고 꽃받침은 5개로 갈라지고 4개의 수술 중 2개는 길다.

열매는 둥근 모양이고 8~10월에 성숙하며 무늬가 있다.

비슷한 식물로는 원예종인 아주가, 자생종인 조개나물, 일본에서 자생하는 백모하고초(白毛夏枯草) 등이 있다.

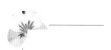

꽃의 맛

달콤한 꽃이 있고 아삭하다.

| 먹는 방법 |

유사한 식물인 '아주가'의 잎을 해외에서는 조리해 먹고, 꽃은 국내에서 약용으로 사용하므로 싱싱한 꽃을 섭취할 수 있다. 5~6월에 채취한 꽃은 전체적으로 달콤한 맛이 난다.

지면에서 기어 자라는 속성이 있으므로 꽃에서 흙먼지와 개미 등이 발견될 수도 있다. 깨끗이 세척한 뒤 싱싱한 상태의 꽃을 식용하거나 샐러드로 먹는다.

| 약성과 효능 |

전초를 늦봄과 늦가을에 채취해 달여 먹는다. 진통, 해열, 지혈, 기관지염, 비출혈, 임병(淋病)에 효능이 있고 몸 속 독성을 없애는 효능이 있다. 방광염 관련 질병에 잎을 달여먹거나 주스로 먹는다.

나뭇잎을 짓이겨 화상에 바른다. 씨앗을 달여 복통이나 설사에 사용한다. 신경통에는 줄기를 달인 물을 목욕제로 사용한다. 식물체에 곤충변태호르몬이 함유되어 간 기능에 도움을 주는 것으로 추정된다.

| 번식 |

종자(9~10월) 또는 포기나누기(가을)

| 키우기 |

1 남부지방의 풀밭이나 산기슭에서 볼 수 있다.
2 반그늘에서도 성장이 양호하지만 양지에서 더 잘 자란다.
3 축축한 사질 토양, 산성 토양에서 잘 자란다.
4 수분은 보통보다 축축하게 공급한다.
5 중부지방에서는 월동이 불가능하므로 실내에서 아주가처럼 키운다.

해독, 대하증에 효능이 있는

벌깨덩굴 꽃

꿀풀과 여러해살이풀 *Meehania urticifolia* 15~30cm

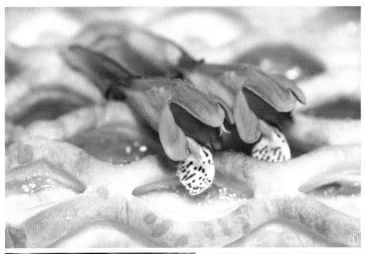

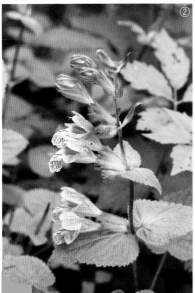

① 벌깨덩굴 와플빵
② 천마산 벌깨덩굴

전국의 산지에서 자란다. 줄기의 단면은 사각형이고 15~30cm 높이로 자란다.

마주난 잎은 삼각상 심장형이고 잎자루가 있다. 잎의 길이는 2~5cm 정도이고 가장자리에 둔한 톱니가 있다.

5월에 피는 꽃은 입술 모양이고 한쪽을 향해 4개씩 달린다. 꽃은 향기와 꿀샘이 있어 밀월식물로 사용된다. 꽃의 길이는 4~5cm 정도이고 4개의 수술 중 2개는 짧다.

열매는 7~8월에 익고 길이 3mm 정도이며, 거꾸로 된 달걀 모양이다.

꽃의 맛

아삭하고 향미가 있다.

| 먹는 방법 |

5월에 꽃을 채취한다. 민트(박하) 계열의 꽃이지만 다소 싱싱하고 아삭하며 약간의 꿀샘이 있고 향미가 뛰어나 먹을 만한 꽃이다. 날벌레가 활동을 시작하는 5월에 개화하므로 꽃을 채취한 뒤 잘 세척하여 이용한다. 날것으로 먹거나 샐러드로 썰어 넣기도 하고, 수프에 넣어 먹기도 한다. 어린 잎은 조리해 먹는다.

| 약성과 효능 |

민간에서는 잎과 줄기를 약용한다. 해독, 종기, 통증, 해열, 대하증에 효능이 있다.

| 번식 |

5~7월에 땅을 기는 줄기를 잘라 심으면 번식이 잘 된다.

| 키우기 |

1 조금 높은 산 계곡가의 음지와 풀밭에서 흔히 볼 수 있다.
2 전형적인 반음지성 식물이다.
3 사질 토양과 비옥질의 습한 토양에서 잘 자란다.
4 수분은 보통으로 유지한다.
5 겨울에 노지에서 월동한다.

해열, 건위, 심장허약에 효능이 있는

꿀풀 꽃

꿀풀과 여러해살이풀 *Prunella vulgaris* 20~30cm

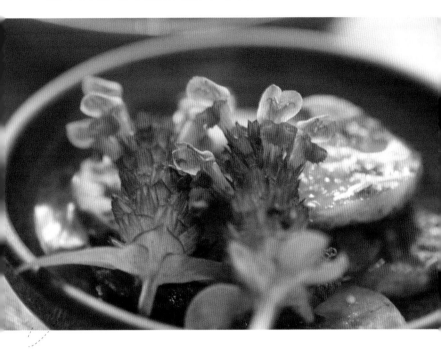

꿀풀 꽃

서양에서도 인기가 많은 이 허브는 '마녀의 약초'라는 별명이 있고, 우리나라에서는 '하고초'라는 이름으로 알려진 유명한 약초이다. 서양에서는 마녀가 자신의 정원에서 이 식물을 키우면서 차로 마셨다는 전설이 있다.

줄기는 네모지고 30cm 내외로 자란다. 마주난 잎은 긴 타

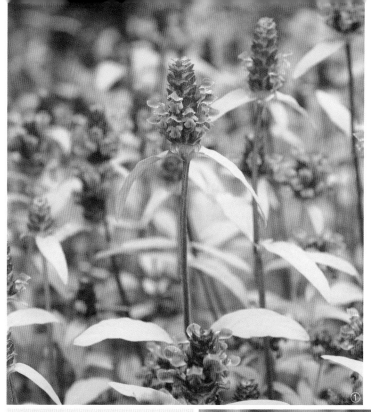

① 용인 농촌의 꿀풀
② 흰꿀풀

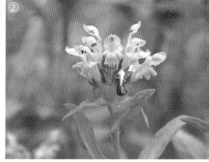

원상이고 끝이 뾰족하며 길이 2~5cm 정도이고 상단 잎은 잎자루가 없으나 하단 잎은 잎자루가 있다.

꽃은 5~7월에 달리고 잎술 모양의 꽃이 핀다. 보통 보라색 꽃이 피고 흰색 꽃이 피는 품종은 '흰꿀풀' 이라고 부른다.

길이 1.5~2cm 정도의 자잘한 꽃이 길이 3~8cm 정도의 화서에 조밀하게 붙는다. 심심풀이로 꽃을 떼어 뒷 부분을 빨아 보면 꿀이 풍부하게 나온다.

서양 전설에 따르면 하나님이 모든 사람과 동물의 질병을 치유하기 위해 약초를 내려보냈는데 그 식물이 꿀풀이라고 한다. 이 때문에 서양에서는 꿀풀의 이름을 'Heal All'이라고 부른다.

꿀풀은 예로부터 유명한 약초이지만 일부 사람들에겐 신체면역성을 저하시키는 역효과가 날 수도 있다.

꽃의 맛

전통적인 먹는 꽃으로 유명하다.

| 먹는 방법 |

5~7월에 꽃을 채취한다. 꿀샘이 풍부한 꽃은 날것으로 먹거나 차로 마신다. 날것으로 먹어도 제법 맛있다. 샐러드, 죽이나 수프에 넣어 먹기도 한다. 잎은 잘게 썰어 차로 마시거나 여름 음료의 맛내기로 사용한다.

| 약성과 효능 |

신장염, 설사, 내출혈, 부종, 항균, 살균, 항바이러스, 해열, 이뇨, 건위, 각종 염증, 궤양, 급성유선염, 폐결핵, 유암, 대하, 심장허약 등에 효능이 있다. 싱싱한 잎 또는 건조시킨 잎 6~16g을 바짝 달여서 약용한다.

| 번식 |

종자(3월), 포기나누기(봄, 가을)

| 키우기 |

1 농촌의 야산에서 흔히 자라고, 남부지방에서는 밭에서 재배한다. 7~8월에 종자를 채집한 뒤 이듬해 3월에 직파한다.
2 양지에서 잘 자란다.
3 비옥한 토양을 선호한다.
4 수분은 보통으로 관리한다.
5 겨울에 노지에서 월동한다.

튀김 요리를 장식하는
살갈퀴 꽃
콩과 두해살이풀 *Vicia angustifolia*　60~150cm

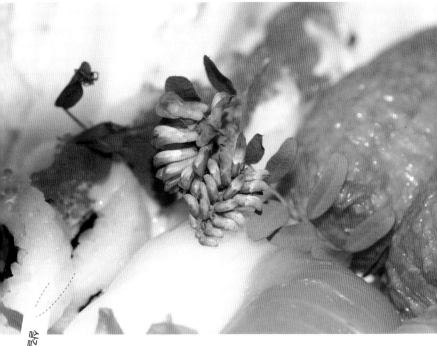

꽃봉오리가 달린 요리

콩과식물 중에서 비교적 이른 5월에 꽃이 피므로 봄꽃으로
취급한다. 전국의 산과 들판에서 흔히 자란다.

　잎의 모양이 '갈퀴나물'과 비슷하지만 잎겨드랑이에서 꽃
이 1~2개씩 달리는 것이 서로 다른 점이다.

　원줄기는 네모지고 마주난 잎은 3~7쌍의 작은 잎으로 되

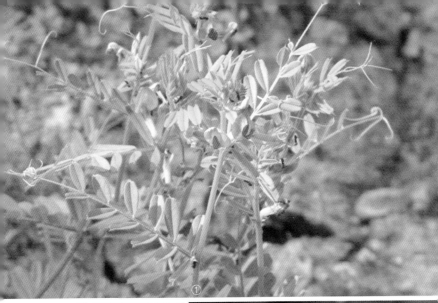

① 안면도의 살갈퀴나물
② 살갈퀴나물 잎

어 있는 짝수깃꼴겹잎
이다.

잎줄기 끝에는 덩굴
손이 있다. 작은 잎의
가장자리에는 잔털이
있고, 턱잎은 2개로
갈라진다.

5월에 피는 꽃은 나
비 모양이고 길이
12~18mm 정도이다.
잎겨드랑이에 1~2개

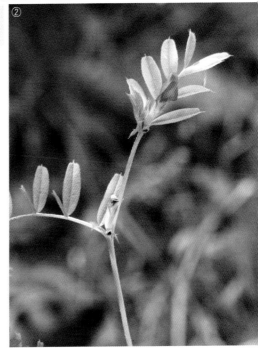

의 꽃이 달리고 꽃받침은 5개로 갈라진다.

열매는 납작한 콩깍지 모양이고 털이 없으며 꼬투리 안에
는 검은색 종자가 10개 정도 들어 있다.

전초는 사료나 녹비로 사용하고 꽃은 심심풀이로 먹어 볼
만 하다.

꽃의 맛

콩과식물 특유의 비린 맛이 난다.

| 먹는 방법 |

꽃은 소량섭취를 원칙으로 한다. 특유의 비린 맛과 약간의 쓴 맛, 약간의 단맛이 있지만 꿀샘이 거의 없다. 날것으로 먹거나 샐러드, 비빔밥으로 먹고 각종 요리의 데코레이션으로 사용한다.

어린 잎은 차로 우려내거나 샐러드로 먹는다. 건조시킨 씨앗은 분말로 만든 뒤 빵이나 과자를 만든다.

| 약성과 효능 |

알려진 약성 정보가 없다.

| 번식 |

종자를 24시간 동안 따뜻한 물에 담가두었다가 늦겨울~초여름 사이에 파종한다.

| 키우기 |

1 산과 들판, 밭둑에서 흔히 자라므로 씨앗의 채취가 쉽다.
2 양지와 반양지에서 잘 자란다.
3 물빠짐이 좋은 사질 토양에서 잘 자란다.
4 수분은 보통으로 관리한다.
5 겨울에 노지에서 월동한다.

| 부작용 |

씨앗에 약간의 독성이 있을 수 있다는 보고가 있으나 독성이 무엇인지 명확하게 보고되지 않았다. 씨앗에는 단백질 성분이 매우 많이 함유되어 있다. 세계 각국에서 이 식물의 씨앗을 분말로 만들어 식용해 온 기록이 있으므로 소량섭취에는 안전할 것으로 추정된다.

해열, 소종에 효능이 있는

돌나물 꽃

돌나물과 여러해살이풀 *Sedum sarmentosum* 15cm

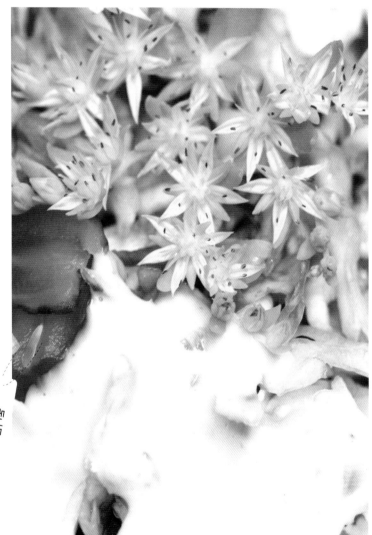

꽃가루를 먹는 곤충

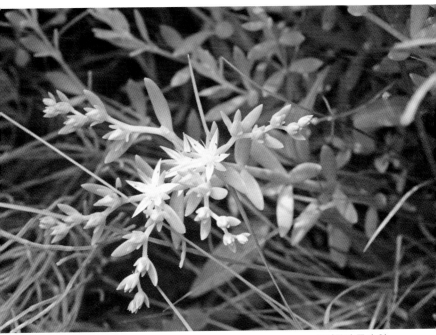

돌나물의 꽃과 잎

  우리나라 전국에서 자란다. 줄기는 땅을 기고 마디에서 뿌리가 내려와 스스로 번식을 잘한다.

  줄기의 길이는 15cm 내외로 자라고 잎이 3개씩 돌려난다. 어린 잎을 '돌나물'이라고 하며 나물로 먹는다.

  꽃은 5~6월에 취산화서로 달린다. 꽃의 지름은 1cm 정도이고 수술은 10개이다.

  이 꽃은 벌과 나비가 아주 좋아한다.

  도시의 도로변 바위틈에서 흔히 볼 수 있을 정도로 번식률이 왕성하다. 식용할 경우 매연에 오염되지 않은 돌나물을 섭취하는 것이 좋다.

가정에서는 분재나 암석조경을 꾸미고 흔히 키운다. 테라스 조경은 물론 걸이분에도 잘 어울린다.

스스로 번식을 잘 하기 때문에 뿌리째 다른 곳에 던져도 살아남는다. 외국에서는 헛간 지붕의 덮게로 심는 인기 있는 식물이다.

꽃의 맛

아삭한 식미가 있지만 조금 쓰고, 조금 달고,
조금 시고, 조금 맵고, 조금 비릿한 향미가 있다.

| 먹는 방법 |

5~6월에 꽃을 채취한다. 꽃의 식미는 잎을 날것으로 먹는 것과 비슷한데 조금 더 비릿하다. 초고추장에 찍어 먹는다. 먹기보다는 요리 장식용으로 사용하는 것도 좋을 듯 싶다. 꽃봉오리 안에 날벌레나 개미가 있을수 있으므로 깨끗이 세척한다.

잎을 튀겨 먹기도 하므로 꽃도 튀겨 보는 것도 생각해 볼 만하다. 식물체에는 약간의 천연독(Piperidine alkaloids)이 있으므로 대량섭취하면 복통을 유발할 수도 있다. 국내에서는 잎을 돈나물이라고도 부르며 생채로 먹는다. 유럽에서도 잎을 샐러드로 식용해 온 기록이 있다.

| 번식 |

포기나누기 또는 줄기를 잘라 심는다.

| 키우기 |

1 집 근처 도시공원, 도로변, 들판의 바위틈에서 흔히 자란다.
2 양지 또는 반음지에서 자란다.
3 토양은 가리지 않지만 비옥한 토양에서 더 잘 자란다.
4 수분은 보통으로 관리하지만 가뭄에도 잘 견딘다.
5 겨울에는 노지에서 월동한다.

황달, 이질, 위염에 효능이 있는

제비꽃

제비꽃과 여러해살이풀 *Viola mandshurica* 10~20cm

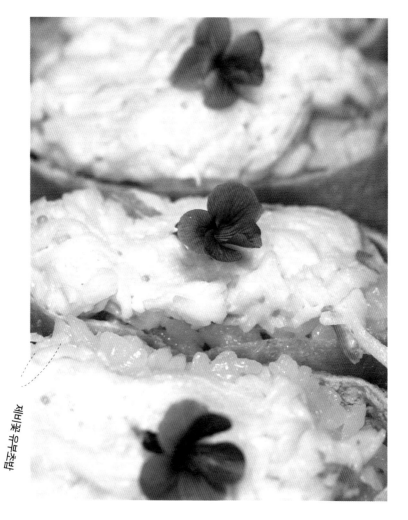

제비꽃유부초밥

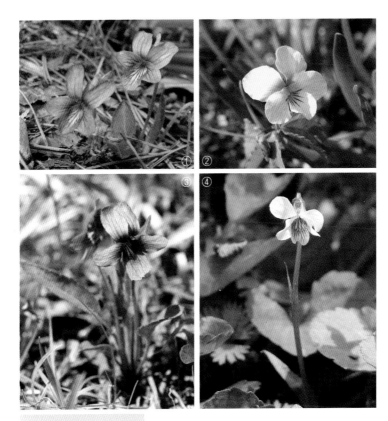

① 서울제비꽃
② 노랑제비꽃
③ 제비꽃
④ 콩제비꽃
⑤ 제비꽃 열매

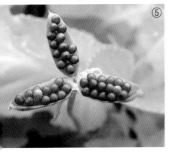

세계적으로 유명한 먹는 꽃 중 하나이다. 제비꽃과 유사한 꽃인 원예종의 팬지도 먹을 수 있는데 팬지는 쓴 맛이 많은 반면, 국내 제비꽃은 부드럽고 순한 맛이 일품이다.

꽃은 4~5월에 피고 보라색이거나

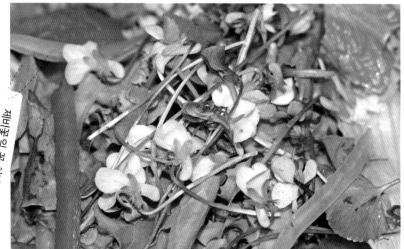

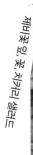
제비꽃 잎, 꽃, 치커리 샐러드

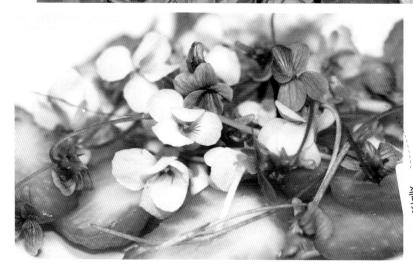
제비꽃 딸기 샐러드

짙은 자색이다. 품종에 따라 여름에 꽃이 피기도 한다.

보라색 제비꽃 중에서 잎이 피침형이고 잎자루에 날개가
있는 품종은 '제비꽃'이며 잎이 타원형이고 넓은 품종은

'서울제비꽃' 이다.

흰색 제비꽃 중에서 잎에 비해 꽃이 작은 것은 '콩제비꽃', 잎이 손가락처럼 잘게 갈라지는 것은 '남산제비꽃' 이다.

노란색 꽃이 피는 제비꽃으로는 '노랑제비꽃' 과 '장백제비꽃' 이 있다. 제비꽃들은 공통적으로 수술은 5개이고 암술은 1개이다.

중부지방에서는 '서울제비꽃', '왜제비꽃' 이 비교적 일찍 꽃을 개화한다. 이르면 3월 말에서 4월 사이에 꽃을 볼 수 있다. 둘 다 도시공원의 풀밭에서도 흔히 볼 수 있는 봄의 전령사이다.

4~5월의 사이에는 '제비꽃' 과 '콩제비꽃' 이 꽃을 피운다. 둘 다 도시공원의 풀밭에서 흔히 볼 수 있다.

노랑제비꽃 은 4~6월 사이에 꽃이 피고 대도시 인근의 높은 산 계곡 주변에서 독자생존한다.

꽃의 맛

장구한 세월 동안 식용해온 유명한 먹는 꽃이다.

| 먹는 방법 |

봄~여름에 꽃을 채취한다. 기본적으로 꽃 색깔이 흰색인 제비꽃의 꽃이 가장 달달하고 맛있다.

보라색 계통 제비꽃은 약간 매운맛이 가미된 경우도 있다. 노랑제비꽃은 쓴 맛이 가미된 경우가 많다. 채취 시기에 따라 맛이 다를 수 있는데 공통적으로 순한 맛을 보여준다.

흰색 제비꽃은 꽃잎 자체에서 달달한 즙이 나온다. 이 꽃을 샐러드, 비빔밥, 죽이나 수프에 넣어 먹는다. 또한, 샐러드로 먹을 때는 딸기와 잘 어울린다.

| 번식 |

종자를 장마철에 채취한 뒤 바로 파종한다. 포기나누기와 뿌리꽂이로도 번식시킬 수 있다.

| 키우기 |

1 산과 들판, 도시공원에서 흔히 볼 수 있어서 종자 채취가 쉽다.
2 양지에서 잘 자란다.
3 토양을 가리지 않는다.
4 수분은 보통으로 관수한다.
5 겨울에 노지에서 월동한다.

항염증, 이뇨, 해수에 효능이 있는

천문동 꽃

백합과 덩굴성 여러해살이풀 Asparagus cochinchinensis 1~2m

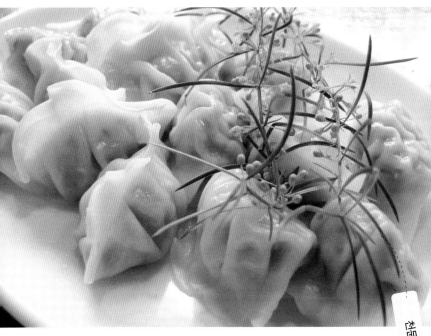

천문동 무침 요리

아스파라거스의 유사종 식물이다. 외국에서는 '차이니즈 아스파라거스' 라고도 부른다. 국내에서는 남부해안 지방과 울릉도의 바닷가나 바닷가 근처의 산에서 자생한다.

줄기는 덩굴 속성이 있고 길이 1~2m 정도로 자란다. 원줄기에서 잔가지가 1~3개씩 모여나온다. 마치 바늘처럼 뾰족

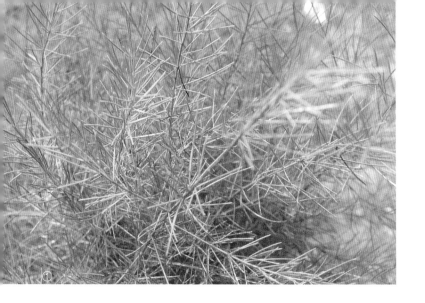

하고 손으로 접촉하면 때때로 따가울 수도 있다. 언뜻 보면 노간주나무의 잎과 비슷해 보인다.

꽃은 5~6월에 잎겨드랑이에서 1~3개씩 달린다. 꽃의 길이는 0. 3cm 정도이고 지름은 0.5~0.7cm 정도이다. 꽃잎은 6개, 수술도 6개이고, 암술대는 3개로 갈라진다.

열매는 6월부터 볼 수 있고 가을에 익는다. 열매의 지름은

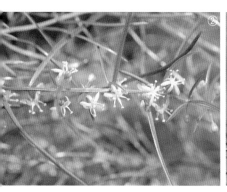

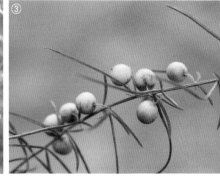

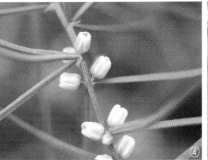
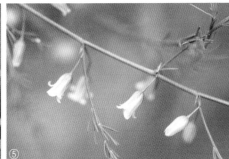

① 천문동 전초
② 천문동 꽃
③ 천문동 6월 열매
④ 비짜루 꽃
⑤ 방울비짜루 꽃
⑥ 아스파라거스 꽃

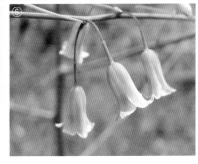

0.6cm 정도이고 1개의 씨앗이 들어 있다.

봄에 땅에서 올라오는 어린 줄기는 아스파라거스의 줄기처럼 식용하고, 재배한 뒤 3년 정도 지난 뿌리는 약용하거나 구황식량으로 먹는다.

천문동과 비슷한 맛의 꽃으로는 비짜루, 방울비짜루, 아스파라거스 꽃이 있다.

비짜루는 천문동과 비슷하지만 잎이 천문동에 비해 유연하고 부드럽다. 우리나라 자생종 아스파라거스라고 생각하면 된다.

꽃의 길이는 3mm 정도이고 5월에 핀다. 꽃의 맛은 약간 달콤, 약간 상큼, 약간 고소해서 제법 맛있다.

방울비짜루는 비짜루와 비슷하지만 꽃의 모양이 서양 아스파라거스와 닮았다. 꽃자루와 열매자루가 길면 방울비짜루, 꽃자루가 거의 없으면 비짜루이다. 꽃의 길이는 6mm 정도이고 6월에 핀다. 꽃에서 아스파라거스 향미가 난다.

아스파라거스는 생채로 먹기 위해 농가에서 흔히 재배하는 채소작물이다. 천문동이나 비짜루와 비슷하지만 바늘잎이 더 유연하다. 방울비짜루처럼 꽃자루가 긴 것이 특징이다.

꽃의 길이는 5~8cm 정도이고 5~6월에 핀다. 꽃에서 아스파라거스 향미가 난다.

꽃의 맛

천문동 꽃 맛은 달달하고 싱싱하다.
아스파라거스 꽃에 비해 식미가 좋은 편이다.

먹는 방법

중국에서 지난 2천 년 동안 열매와 뿌리를 식용한 식물이지만 최근 열매 섭취시 해로울 수도 있다는 주장이 제기되었다. 그러므로 꽃을 식용할 때는 소량 섭취를 원칙으로 한다.
5월에 채취한 꽃을 샐러드의 장식 꽃이나 비빔밥에 넣어 먹는다. 열매는 날것으로 먹고 뿌리는 조려 먹거나 술로 담그는데, 조려 먹거나 삶아 먹으면 아스파라거스 식미가 있다.

번식

가을에 익은 종자를 채취해 직파해야 한다. 분주 번식도 할 수 있다.

키우기

1 남부지방의 바닷가, 특히 전라도 해안가에서 많이 자란다.
2 양지 또는 반양지에서 잘 자란다.
3 산성의 비옥한 사질 토양을 좋아한다.
4 수분은 보통으로 공급한다.
5 남부지방에서는 노지에서 월동하고 중부지방에서는 방한 처리한다.

이뇨, 변비에 효능이 있는
붓꽃 & 노랑무늬붓꽃

붓꽃과 여러해살이풀 *Iris sanguinea* 60cm

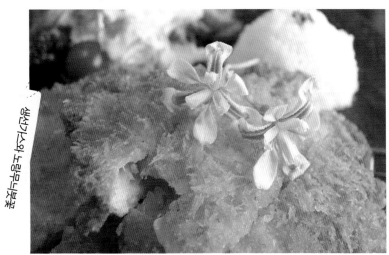

생선가스에 노랑무늬붓꽃

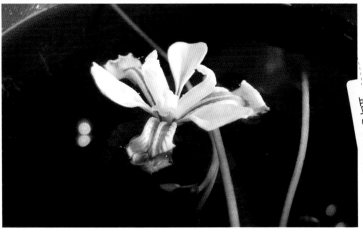

요리 장식에 좋은 노랑무늬붓꽃

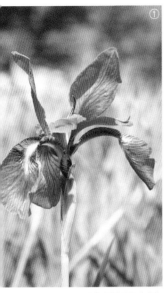
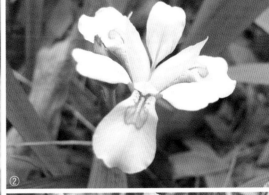
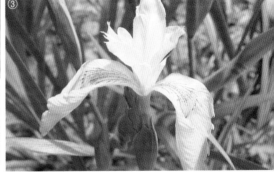

① 붓꽃
② 노랑무늬붓꽃
③ 노랑붓꽃

붓꽃 종류 중 몇몇은 붓꽃 차로 즐기는 경우가 많다. 이 종류의 식물들은 품종이 매우 다양하고 대부분이 독성이 있다. 그러므로 꽃의 식용보다는 요리 장식용으로 사용하는 것이 좋다.

붓꽃은 산의 건조한 곳에서 자생한다. 꽃은 5~6월에 피고 화피 안쪽에 화려한 호랑이 무늬가 있다. '꽃창포'는 붓꽃과 생김새가 비슷하지만 화피 안쪽의 무늬가 단순한 노란색 무늬이므로 구별할 수 있다. 시중에 보급된 원예종 붓꽃은 '아이리스'라고 불린다.

　영동지방과 충북, 경북 지방에서 자생하는 노랑무늬붓꽃은 우리나라 특산식물이자 멸종위기 식물이다. 꽃은 4~5월에 핀다. 요리의 장식 꽃으로 아주 좋다. 멸종위기 식물이므로 꽃씨를 받아 직접 키워서 사용한다.

꽃의 맛

붓꽃 중에서 꽃잎이 얇은 품종은 야들야들한 식미가 있고 꽃잎이 두터운 품종은 아삭한 식미가 있다. 맛은 약간 달달하거나 쓰다. 대부분 뒤끝이 있는데 조금 맵거나 매우 쓴 경우도 많다. 붓꽃속에 속하는 식물들은 대부분 독성이 있으므로 꽃의 식용은 가급적 피한다.

먹는 방법

시중에는 우리의 토종 붓꽃 외에 아이리스라고 불리는 수많은 원예종 붓꽃이 보급되어 있다. 몇몇은 독성이 없지만 붓꽃속에 속하는 식물들은 대개 독성을 함유한 경우가 많으므로 정확한 안전성이 확보되지 않는 한 꽃의 식용을 피한다. 독성은 주로 뿌리에 함유되어 있으므로 알뿌리를 잘못 식용하면 메스꺼움, 구토, 설사. 피부발진 등이 발생한다. 어떤 붓꽃은 뿌리를 분말로 만들어 조미료 대용으로 사용하기도 한다. '노랑무늬붓꽃'은 요리 장식용으로 좋아 보인다. 몇몇 품종은 향수, 화장품, 염료 제조에 사용한다.

번식

종자, 분근

키우기

1 붓꽃은 품종에 따라 5~7월에 열매가 결실을 맺는다.
2 양지를 선호한다.
3 약간의 산성 토양에서 잘 자란다.
4 수분은 보통으로 관수한다.
5 겨울에 노지에서 월동한다.

요리 장식용으로 좋은

참꽃마리 꽃

지치과 여러해살이풀 *Trigonotis radicans* 20~50cm

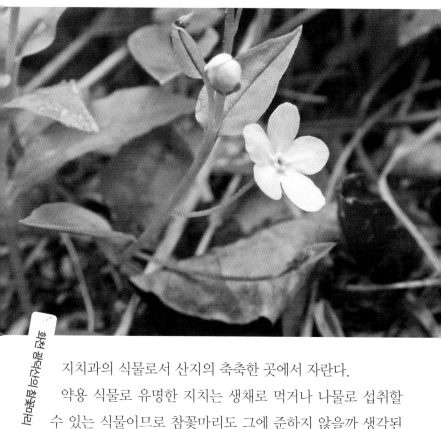

지치과의 식물로서 산지의 축축한 곳에서 자란다.

약용 식물로 유명한 지치는 생채로 먹거나 나물로 섭취할 수 있는 식물이므로 참꽃마리도 그에 준하지 않을까 생각된다.

줄기는 길이 20~50cm 내외이고 덩굴처럼 누워 자라는 속성이 있고 잔털이 있다.

뿌리 잎은 모여나고, 줄기 잎은 어긋나고 위로 올라갈수록 잎자루가 점점 짧아진다.

꽃은 5~7월에 달리고 연한 남색이고 지름 1~2cm 정도이다. 꽃의 화관은 끝부분이 5개로 갈라져 꽃잎이 5장인 것처럼 보인다.

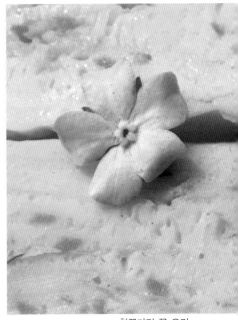

참꽃마리 꽃 요리

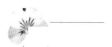

꽃의 맛

약간 쓰며 연하고 부드럽다.

| 먹는 방법 |

5~7월에 꽃을 채취한다. 누워 자라는 경향이 있으므로 특히 꽃 뒷면을 깨끗이 세척한다.

소량섭취를 원칙으로 한다. 날것으로 식용하거나 샐러드 장식용으로 사용한다. 죽이나 수프에 넣어 먹는다. 어린 잎을 조리해서 먹는다.

| 번식 |

종자

| 키우기 |

1 흔하게 자라지는 않지만 산과 들의 반그늘에서 간혹 보인다. 씨앗 채취가 용이하다.

2 양지, 반그늘, 음지에서 성장한다.

3 산성의 다소 축축한 사질 토양에서 잘 자란다.

4 수분은 보통으로 관수한다.

5 겨울에 노지에서 월동한다.

산삼을 능가하는

지치 꽃

지치과 여러해살이풀 *Lithospermum erythrorhizon* 30~70cm

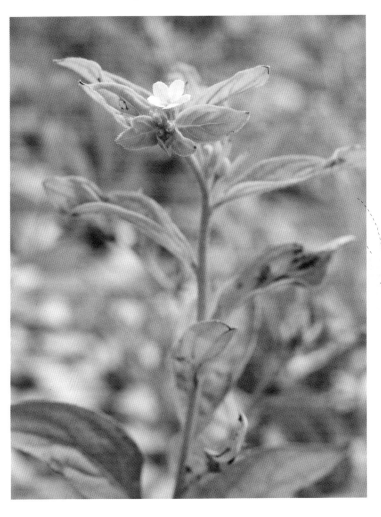

지치 전초

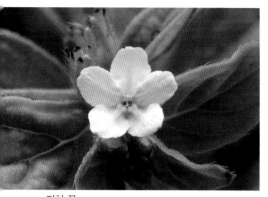
지치 꽃

당개지치 꽃이 단백하면서 먹을 만하듯 지치의 꽃도 먹을 만하다. 꽃의 크기 또한 1cm 이상 되기 때문에 요리 장식용으로도 안성맞춤이다.

우리나라의 산과 들판에서 자라지만 염료 및 약용식물로 인기가 많아 개체수가 점점 줄어들고 있다. 식용할 경우 직접 키워서 먹는다.

줄기는 30~70cm 정도로 자라고 잔털이 많다. 어긋난 잎은 아랫부분이 좁아져 잎자루처럼 된다. 꽃은 5~6월에 총상화서로 달리고 꽃의 지름은 0.5~1cm 정도이다. 열매는 6월부터 볼 수 있고 8~9월에 성숙한다.

정식 명칭은 '지치'이지만 '지초'라는 이름으로 더 많이 알려져 있다.

꽃의 맛

약간 쓰지만 달달하다. 먹을 만한 맛있는 꽃이다.

| 먹는 방법 |

5~6월에 꽃을 채취한다. 날것으로 먹거나 샐러드의 장식 꽃으로 사용한다. 죽이나 수프에 넣어 먹는다. 전초에 피임 유효성분이 있으므로 피임을 회피하려면 식용하지 않는다.

| 번식 |

종자(4월), 꺾꽂이

| 키우기 |

1 약초 전문점에서 씨앗을 구할 수 있는지 문의해 본다. 강원도와 충청북도에서 주로 자생한다. 진도와 제천에 재배농가가 특히 많다.

2 양지보다는 반그늘, 서늘한 환경을 좋아한다.

3 점질 토양보다는 사질 토양과 석회질 토양에서 잘 자란다.

4 수분은 보통으로 공급한다.

5 겨울에 노지에서 월동한다.

천식, 결핵, 몸 속 독소를 없애주는

토끼풀 꽃

콩과 여러해살이풀 *Trifolium repens* 30~60cm

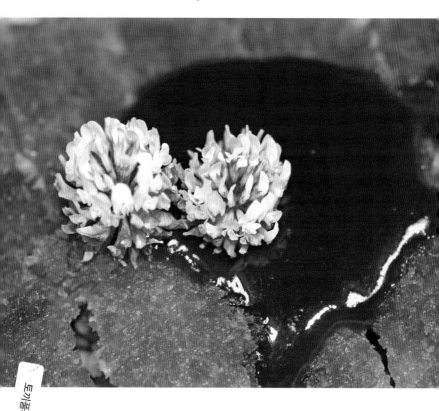

토끼풀과 토끼싹

북미와 유럽 원산이다. 국내에는 목초지 조성용으로 수입
되었다가 전국에 퍼졌다.

줄기는 30~60cm 정도로 자라고 털이 없다. 마주난 잎은

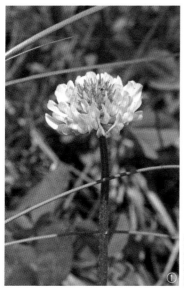

3출복엽이고 잎자루의 길이
는 10cm 정도이다. 작은 잎
은 도란형이거나 거꾸로 된
심장형이고 길이 0.8~2cm
정도이다. 잎의 가장자리에
톱니가 있고 잎 양면에 털이
거의 없다.

잎이 4개인 것은 흔히 '네

① 토끼풀
② 붉은토끼풀

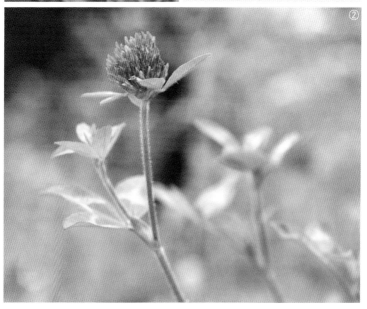

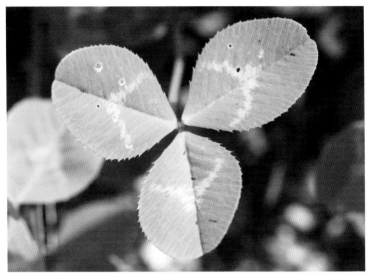

토끼풀 잎(클로버)

잎 클로버'라고 부른다.

꽃은 나비와 나방의 유충이 특히 좋아하며 또한 곤충들의 좋은 식량이 된다.

5~8월에 산형화서로 자잘한 꽃이 모여핀다. 자잘한 꽃의 길이는 9mm 정도이고 흰색이다. 머리 모양 꽃의 전체 지름은 2cm 정도이다. 꿀샘이 있는 꽃은 벌이 특히 좋아한다.

선 모양의 열매는 7~8월에 볼 수 있고, 열매 안에는 1~3개의 씨앗이 들어 있다.

우리나라에서는 목장용 초지나 풀밭 조경용으로 흔히 심었는데 지금은 논밭둑, 강둑, 도시공원의 풀밭에서도 흔히 볼 수 있다.

토끼풀은 특성상 미나리아재비과 식물과는 상극이지만 사과농장에서 키우면 사과의 당도가 높아진다고 알려진 식물이다.

수확한 잎과 줄기는 다른 경작물의 좋은 녹비가 된다. 전초는 단백질 함량이 높아 가루를 내어 각종 음식에 넣어 먹는다.

꽃의 맛

거의 맹 맛에 가깝고 식감이 좋지 않지만
예조부터 먹어 온 식용 꽃이다.

먹는 방법

5~8월에 흰토끼풀 꽃을 채취한다. 지면과 붙어 자라므로 오염된 흙을 세척하고 식용한다. 어린 꽃은 샐러드로 먹는다. 싱싱한 꽃과 말린 꽃은 차로 마신다. 꽃과 씨앗을 분말로 만든 뒤 밥에 뿌리거나 수프에 뿌린다. 꽃이 피기 전 채취한 어린 잎은 샐러드로 먹거나 수프에 넣는다. 잎은 소화가 잘 안 되므로 데친 뒤 시금치처럼 조리해 먹기도 한다. 분말로 만든 잎은 바닐라 향미의 재료이므로 각종 과자나 케익에 바닐라 향미를 돋우어준다. 뿌리는 조리해 먹는다.

약성과 효능

서양에서 들어온 식물이므로 국내에서는 약용한 기록이 없다. 전초는 기침, 감기, 천식, 백대하, 해열, 결핵, 임파선, 몸 속 독성을 없애는 데 약용한다. 잎의 팅크제는 각종 통풍에 연고처럼 바른다. 꽃의 팅크제는 폐결핵, 기침에 사용한다.

번식

봄에 12시간 동안 따뜻한 물에 담가둔 씨앗을 파종한다.

키우기

1 풀밭에서 흔히 볼 수 있다.
2 양지를 좋아한다.
3 토양을 가리지 않는다.
4 여름에는 1주일 간격으로 수분을 공급한다.
5 겨울에는 실내로 옮긴다.

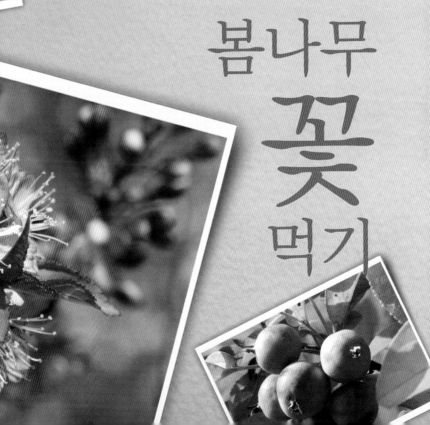

Part *2*

2~5월

봄나무

꽃

먹기

이질, 혈액순환에 효능이 있는

진달래 꽃

진달래과 낙엽활엽관목 Rhododendron mucronulatum 2~3m

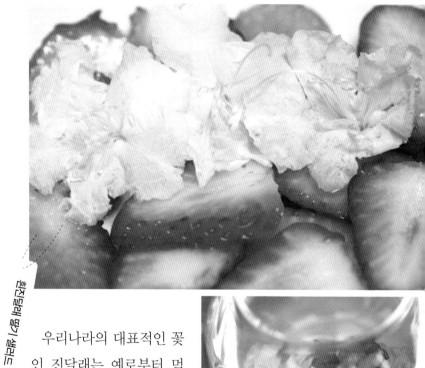

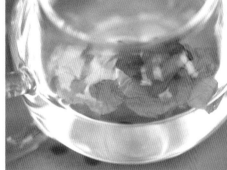

말린진달래 뜯기 샐러드

우리나라의 대표적인 꽃
인 진달래는 예로부터 먹
는 꽃으로 유명하다.

우리나라의 대표 식생답
게 흔히 볼 수 있는 식물
이기에 먹는 방법이 연구

진달래 꽃차

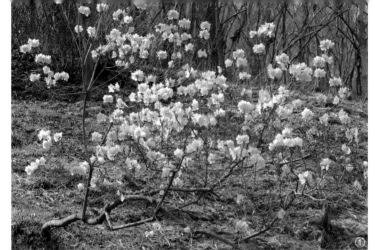

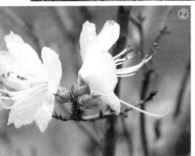

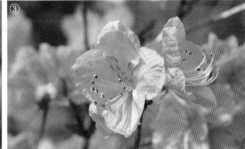

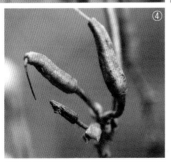

① 잎보다 꽃이 먼저 피는 진달래
② 흰진달래 꽃
③ 진달래 꽃
④ 진달래 열매

된 것이 아닐까?

꽃은 날것으로 먹거나 화전
으로 먹고 술로 담가먹는다.

산이나 계곡가의 암석 주변
에서 흔히 볼 수 있는 진달래
는 높이 2~3m 정도로 자라고
4월 초순에 꽃이 핀다.

철쭉과 비슷한 꽃이 피지만
진달래는 꽃이 먼저 피고 꽃이

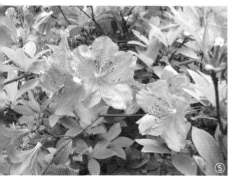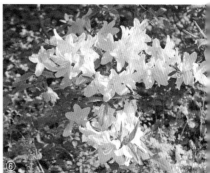

거의 질 무렵에 잎이 돋아난다.

　이와 달리 철쭉은 잎이 먼저 달리고, 꽃은 진달래보다 15일 정도 늦은 4월 말에서 5월 사이에 핀다.

　진달래의 잎은 줄기에서 어긋하고 길이 4~7cm 정도이고 가장자리에 톱니가 없다. 잎의 표면에는 비늘 모양의 인편이

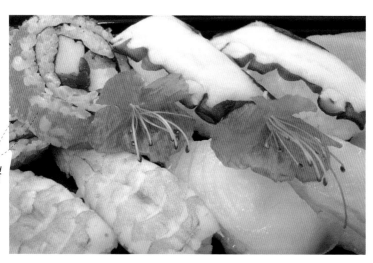

진달래꽃 화초밥

조금 있고 잎 뒷면에는 인편이 많이 있다.

열매는 10월에 성숙하고 긴 원통형 모양이다. 이 열매를 채취해 번식시킬 수 있다.

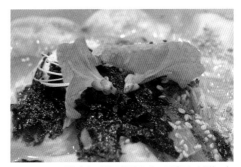
양념이 강한 만두국과는 어울리지 않는다.

'흰진달래'는 진달래와 같지만 흰색 꽃이 달린다. 진달래처럼 잎보다 먼저 꽃이 달리므로 '흰산철쭉'과 구분할 수 있다. 흰진달래의 꽃도 식용할 수 있는데 진달래에 비해 단맛이 조금 떨어진다.

독이 있어 꽃을 식용할 수 없는 산철쭉(Rhododendron yedoense)은 꽃보다 먼저 잎이 올라온다. 잎이 한참 돋아나

⑤ 산철쭉
⑥ 흰산철쭉
⑦ 진달래 잎
⑧ 잎에 털이 있는 산철쭉의 잎

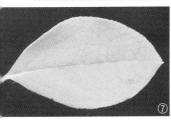

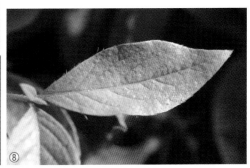

화전만들기

1. 진달래 꽃을 깨끗이 세척한다.
2. 찹쌀을 호떡처럼 노릇노릇 굽는다.
3. 진달래 꽃을 찹쌀떡의 위에 붙이고 살짝 노릇하게 구워준다.
4. 꿀을 찍어 먹는다.

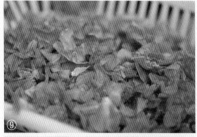

⑨

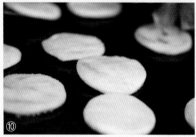

⑩

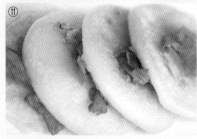

⑪

⑨ 세척한 진달래 꽃
⑩ 찹쌀을 굽는 모습
⑪ 완성된 화전

고 있을 때 꽃이 개화를 하므로 꽃이 필 때 잎이 항상 같이 있다. 쉽게 말해 꽃과 잎이 같이 있으면 산철쭉, 잎은 없고 꽃만 있으면 진달래이다.

산철쭉의 꽃은 독성이 매우 강하므로 씹는 순간 혀에서 바로 좋지 않은 통증이 느껴진다. 이를 진달래 꽃으로 착각하고 잘못 섭취하면 복통을 일으키다가 사지마비 증세가 올 수도 있다.

흰산철쭉은 꽃의 색상이 흰색이고, 산철쭉과 마찬가지로 독성이 있다.

꽃이 시든 여름에는 진달래와 산철쭉을 구

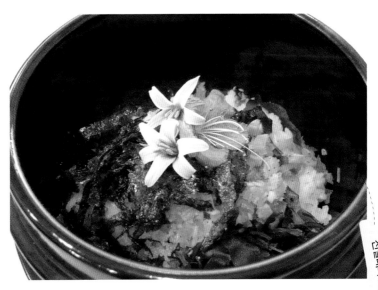

별하기 어려운데 이런 경우에는 잎을 보고 구별한다. 산철쭉
은 어긋난 잎과 마주난 잎이 같이 있으며, 잎맥에 갈색 털이
조금 있고, 잎자루에도 갈색 털이 있으므로 진달래와 구별할
수 있다.

 산철쭉의 열매는 난형이므로 긴 원통형의 진달래 열매와
쉽게 구별할 수 있다. 공해에 강한 산철쭉은 도시의 화단이
나 가정집에서 흔히 키운다.

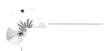

꽃의 맛

꿀샘이 있다. 꽃잎은 육질이 두텁고 식미가 부드럽고 달달하다. 흰진달래 꽃은 조금 아삭한 식미가 있다. 분홍진달래 꽃이 더 맛있다.

먹는 방법

4월 초순에 꽃을 채취한다. 가볍게 세척한 뒤 진달래 화전으로 먹는다. 싱싱한 꽃을 날것으로 먹는다. 샐러드로 먹는다. 싱싱한 꽃잎을 여러 가지 차에 넣어 먹는다.

여러 요리에 곁들이데, 양념을 강하게 한 요리와 함께 먹으면 진달래의 맛을 느낄 수 없으므로 양념이 연한 요리에 곁들인다.

맛이 순하기 때문에 양껏 먹어도 질리지 않는다. 진달래 꽃으로 담근 술은 특별히 '두견주'라고 말한다.

약성과 효능

꽃과 뿌리를 햇볕에 건조시킨 뒤 달여 먹는다. 이질, 어혈, 토혈, 혈액순환 등에 효능이 있다.

번식

종자(봄), 꺾꽂이

키우기

1 가을에 수확한 종자를 통풍이 잘 되는 건조한 장소에 보관했다가 이듬해 봄에 파종한다.
2 반음지성 식물이다.
3 토양을 가리지 않고 잘 자라지만 공해에 약하다.
4 수분은 보통으로 관수한다.
5 겨울에 노지에서 월동한다.

꽃봉오리 속에 꿀이 잔뜩 있는

뿔남천 꽃

매자나무과 상록관목 *Mahonia japonica* 1~3m

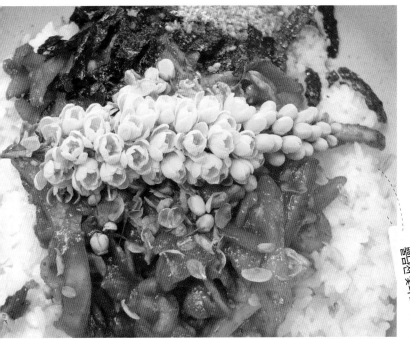

국내에서 볼 수 있는 나무 중에서 가장 꿀샘이 풍부한 꽃이 핀다.

꽃은 3~4월에 개화를 하는데 벌과 나비가 없는 시기에 꽃이 피기 때문에 꽃 안쪽의 꿀이 방울방울 살아 있다.

뿔남천은 대만과 중국 열대지방이 원산지이며 국내에서는

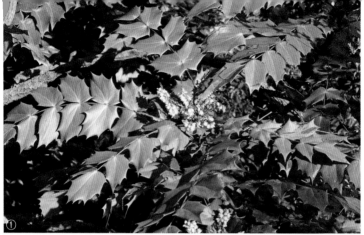

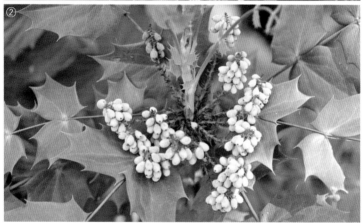

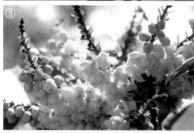

① 뿔남천 수형
② 열매
③ 꽃

정원수로 흔히 키운다. 대만과 중국에서는 꽃과 열매를 식용하지만 국내에서는 이 사실을 아는 사람이 없다. 그래서 이른 봄이면 꽃을 보고도 무심히 지나치는데 한번

따 먹어 보면 어떨까?

줄기는 높이 1~3m이고 잎은 가지 끝에서 모여 달린다. 작은 잎은 홀수깃꼴 모양으로 붙어 있고 작은 잎의 가장자리에는 큰 톱니가 있다.

꽃은 3~4월에 줄기 끝에서 여러 개의 총상화서가 낙지빨판 모양으로 개화를 한다. 꽃의 크기는 0.6~1cm 정도이고 꽃잎은 6개, 아래쪽에 2개의 꿀샘이 있다. 각각의 꽃마다 체험상 한 방울 정도의 꿀이 들어 있으므로 꽃을 섭취하면 설탕 농축액과 비슷한 아주 단맛이 난다.

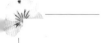

꽃의 맛

꽃에서 진한 매자나무 꽃 향기가 난다.
꽃잎은 시기에 따라 쓴 맛이 날 수도 있다. 꽃 안쪽에 2개의
꿀샘이 있기 때문에 흡사 농축 설탕물 같은 꿀맛이 난다.

먹는 방법

3~4월에 꽃을 수확한다. 가볍게 세척한 뒤 샐러드로 먹거나 비빔밥으로 먹는다. 피는 시기, 기온에 따라 꽃잎에 쓴 맛이 감도는 경우도 있는데 그런 경우에도 꽃 안쪽에는 꿀이 풍부하게 들어 있다. 꿀이 풍부하기 때문에 생으로 먹어도 달달하고 맛있다.

소량 섭취를 원칙으로 한다. 비타민 C가 풍부한 열매는 날것으로 먹거나 조리해 먹는다. 날것으로 먹는 것이 더 시고 맛있다. 열매 안에는 자잘한 씨앗이 많이 있다.

약성과 효능

우리나라의 경우 뿔남천의 약용 기록이 없다. 중국과 대만에서는 뿌리와 뿌리껍질을 항균, 강장, 이명, 현기증, 요통, 세균성 장염, 해열에 달여 복용한다.

대만, 중국의 민간에서는 잎을 암 치료에 사용하기도 한다.

번식

종자(수확 즉시 파종), 꺾꽂이(가을)

키우기

1 나무 전문 도매점에서 묘목을 구입할 수 있다.
2 반음지 또는 음지에서 성장이 양호하다.
3 토양을 가리지 않지만 중성의 부식질 토양에서 더 잘 자란다.
4 수분은 보통보다 조금 촉촉하게 관리한다.
5 강원도와 경기 북부를 제외한 중부지방과 남부지방에서 노지 월동을 할 수 있지만, 중부지방에서는 실내에서 키우는 것이 더 좋다.

혈액순환, 각종 종기에 효능이 있는
생강나무 꽃

녹나무과 낙엽활엽관목 *Lindera obtusiloba*   3m

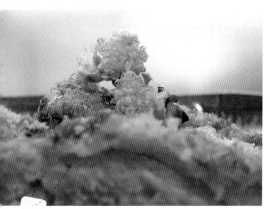

우리나라 산과 계곡에서 흔히 자란다. 이른 봄 산에서 가장 일찍 노란색 꽃망울이 보이는 나무가 있다면 생강나무일 확률이 높다.

생강나무 꽃망울

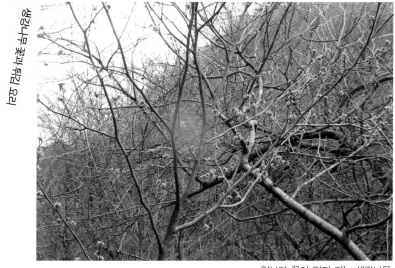

잎보다 꽃이 먼저 피는 생강나무

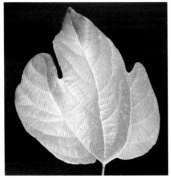
생강나무 잎

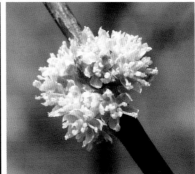
생강나무 꽃

높이 3m 정도로 자라고 잎은 어긋나게 달린다. 3월이면 잎보다 먼저 꽃이 피고, 꽃이 한창일 때 어린 잎이 돋아나기 시작한다. 꽃은 암수딴그루이고 산형화서로 자잘한 꽃이 모여 달린다. 수술은 9개, 암술은 1개이다.

열매는 둥글고 9~10월에 흑자색으로 익는다. 잎을 비비면 녹나무 특유의 향기가 있고 종자와 목재에서도 향기가 난다.

항산화, 항암 성분이 있는

비목나무 꽃

녹나무과 낙엽활엽관목 *Lindera erythrocarpa* 15m

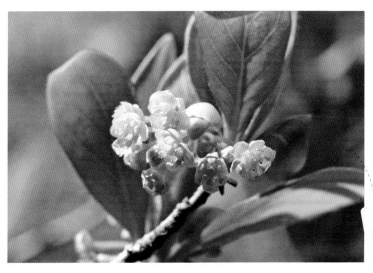

우리나라 전국의 해발 1,200m 이하 산지에서 자란다. 감태나무 차와 비슷한 방식으로 음용이 가능할 것으로 보이는 식물이다.

꽃은 4~5월에 잎보다 먼저 나고 꽃이 한창일 때 잎이 돋아나기 시작한다.

꽃은 시큼하고 송진 맛이 난다. 녹나무과의 나무들은 꽃과 차에서도 대개 이와 비슷한 향미가 나는 경우가 많다.

잎은 응달에서 건조시킨 뒤 차로 우려 마신다. 꽃을 식용

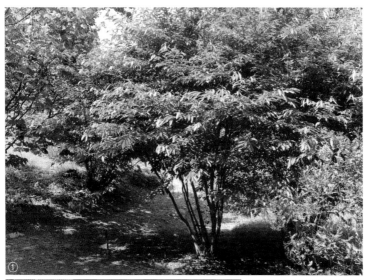

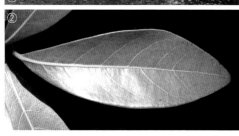

① 비목나무 수형
② 비목나무 잎

한 기록은 없으나
잘 건조시킨 뒤
차로 우려 보는
것을 생각해 볼 만하다.

식물체에 항산화 및 항암 유효성분이 존재하는 것으로 최근 연구되었다.

번식은 9~10월에 채취한 종자를 2년 동안 노천매장했다가 그 이듬해 봄에 파종한다. 반음지성에서 잘 자라며 수분은 보통으로 관수한다.

비염 치료에 좋은

목련 꽃

목련과 낙엽활엽소교목 *Magnolia kobus* 10m

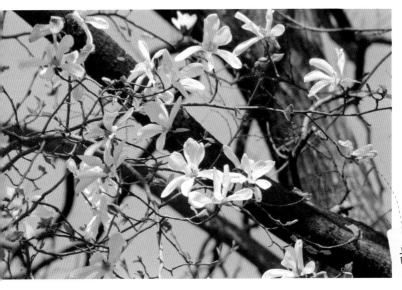

목련나무 수형

우리가 흔히 볼 수 있는 목련은 대개 백목련이다. 토종 목련은 한라산 중턱의 극히 일부지역에서 자생하는 멸종위기 식물이다.

토종 목련은 높이 10m 내외로 자란다. 잎은 길이 5~15cm 이고 넓은 난형이거나 도란형이다. 잎자루는 1~2cm 정도이고 표면에는 털이 없고 잎 뒷면에는 털이 있거나 없다.

3~4월에 볼 수 있는 꽃은 토종 목련과 다른 목련을 구별

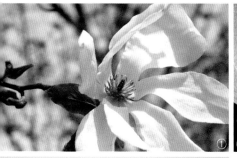
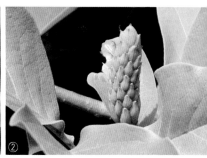

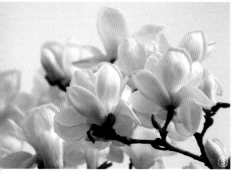

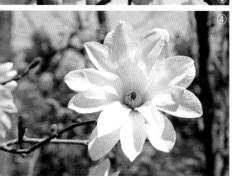

① 목련 꽃
② 목련나무의 미성숙 열매
③ 백목련 꽃
④ 별목련 꽃

하는 가장 중요한 포인트
이다.

꽃은 지름 10cm 정도이
며 꽃잎은 6~9개이다.

꽃잎은 흰색이고 꽃잎
아래쪽이 연홍색이다. 각
각의 꽃잎은 길이 5~8cm
정도이고 긴 타원형이다.

꽃잎은 평평하게 퍼져
제멋대로 자라는 경향이
있고 꽃받침 잎은 3개, 길
이는 2cm 정도이다. 수술
은 30개 정도이다. 꽃의
아래쪽에는 보통 1개의 어
린 잎이 붙어 있다.

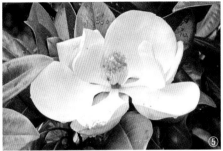

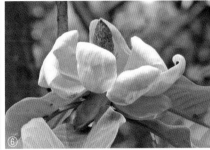

가정집에서 흔히 기르는 목
련은 중국 원산의 백목련
(Magnolia denudata)이다.
백목련은 꽃잎이 6개이지만

⑤ 태산목 꽃
⑥ 일본목련 꽃
⑦ 자목련 꽃
⑧ 자주목련 꽃
⑨ 함박꽃나무 꽃
⑩ 튤립나무 꽃

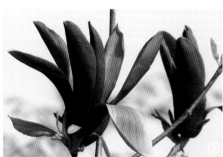

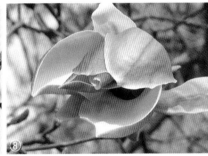

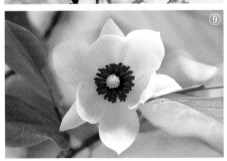

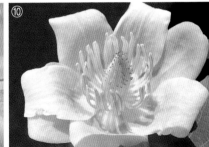

꽃받침잎이 꽃잎처럼 보여 꽃잎이 9개인 것처럼 보인다. 꽃잎의 모양은 도란형이므로 목련 꽃잎에 비해 꽃잎이 넓다.

별목련은 중국 원산이며 꽃잎이 12~18개이다. 벌어진 꽃잎이 별 모양이라고 해서 별목련이라고 불린다.

목련은 공통적으로 꽃에서 송진 맛이 나고 강한 쓴맛이 있다. 그러나 조리를 하면 식용이 가능하므로 한가한 봄에는 목련 꽃차를 즐겨 보는 것도 좋을 것 같다.

목련과의 나무로는 태산목, 일본목련, 자목련, 자주목련, 함박꽃나무, 튤립나무 등이 있다. 이들 나무의 꽃들도 공통적으로 꽃에서 아주 강한 쓴 맛과 정신을 차릴 수 없는 송진 맛이 난다. 그러므로 날것으로는 꽃을 섭취할 수 없다.

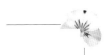

꽃의 맛

가슴에 통증이 올 정도로 매우 쓰고 송진 맛이 강하다.

먹는 방법

목련, 백목련, 별목련 등의 목련 꽃을 3~4월에 채취한다. 꽃과 꽃봉오리는 날것으로는 식용이 불가능하므로 절임이나 피클로 먹는다. 이때 꽃봉오리가 벌어지기 전의 어린 꽃으로 절임을 만들고, 그렇지 않을 경우 너무 쓰기 때문에 먹지 못할 수도 있다. 잘 말린 목련 꽃과 잘 말린 어린 잎은 차로 음용한다. 잘 말린 잎을 가루내어 조미료 대용으로 사용한다.

약성과 효능

꽃봉오리와 꽃을 그늘에서 건조시킨 뒤 3~9g 달여 복용한다. 축농증, 치통, 비염, 거담, 불임 치료에 효능이 있다.

번식

가을에 성숙한 종자를 채취해 바로 파종한다.

키우기

1 묘목업체에서 외형이 좋은 백목련 묘목을 구입한다.
2 양지에서 잘 자라고 음지의 목련나무는 꽃의 개화율이 떨어진다.
3 토양을 가리지 않는다.
4 수분은 보통으로 관수한다.
5 겨울에 노지에서 월동한다.

항염증 성분이 있는

소영도리나무 &
병꽃나무 꽃

인동과 낙엽활엽관목 *Weigela praecox* 2m

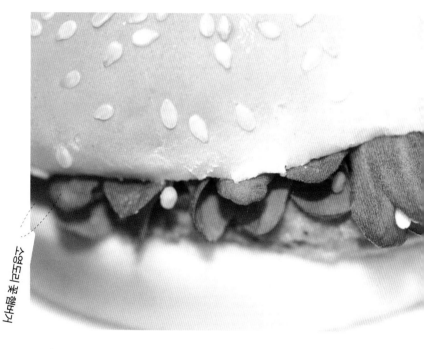

소영도리 꽃 튀김가

인동과에는 때때로 독성이 있는 식물군이 있지만 인동과
의 병꽃나무 꽃은 오래 전부터 '병꽃차'로 음용해 왔다. 병
꽃나무와 소영도리나무는 거의 비슷하기 때문에 구별하는
것이 어려운데 보통 꽃받침을 보고 구별한다. 꽃받침의 갈라

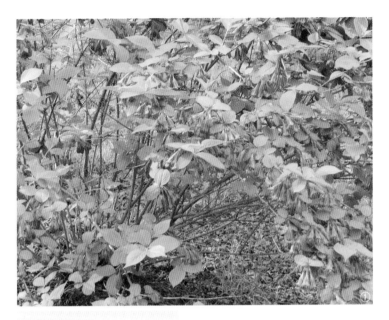

① 소영도리나무
② 병꽃나무 꽃

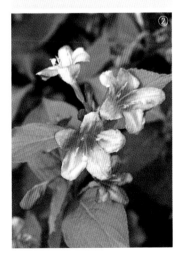

진 부분이 규칙적으로 갈라지면 병꽃나무, 불규칙하게 갈라지면 소영도리나무이다. 꽃의 맛은 둘 다 비슷한데 아무래도 소영도리 꽃이 더 맛나다.

소영도리나무는 경상도 이북 지방의 해발 1,900m 이하 산지에서 자생한다. 꽃은 4~5월에 피고 잎겨드랑이에서 1~3개씩 달린다. 꽃은 깔때기 모

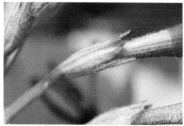
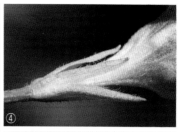
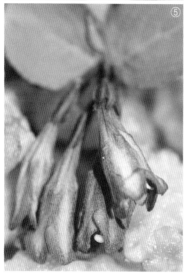

③ 소영도리나무 꽃받침
④ 병꽃나무 꽃받침
⑤ 소영도리나무 꽃과 튀김 요리

양이고 길이는 4~5cm 정
도이다.

병꽃나무(Weigela
subsessilis)는 전국의 높
은 산 계곡 부근에서 흔히
자란다. 국내에서만 자라는
우리나라 특산식물로서 5
월에 꽃이 핀다.

꽃은 잎 겨드랑이에서 1~2개씩 달리고 처음에는 황록색이
었다가 점점 붉은색으로 변한다.

꽃의 길이는 3~4cm 정도이고 열매는 9월에 결실을 맺는
다.

꽃의 맛

소영도리나무와 병꽃나무 꽃은 둘 다 꽃잎이 쫄깃하고 약간의 꽃샘이 있다. 병꽃은 뒷맛이 쓰고, 소영도리는 뒷맛이 덜 쓰고 육질이 조금 더 달달하다. 맛은 소영도리 꽃이 더 좋다. 때때로 있조량이나 채취 시기에 따라 쓴 맛이 많은 경우도 있는데 이 경우엔 덖음 처리하여 꽃차로 마신다. 식물체에 알려진 독성이 없지만 꽃을 섭취할때는 소량섭취를 원칙으로 한다.

먹는 방법

소영도리나무 꽃은 4~5월에 채취하고, 병꽃나무 꽃은 5월에 채취한다. 4월에는 날벌레가 거의 없지만 5월에는 날벌레가 활동을 시작하므로 꽃을 깨끗이 세척한다. 날것으로 먹거나 잘게 썰어 샐러드로 먹는다. 꽃잎의 식감이 좋기 때문에 햄버거나 샌드위치의 속재료로도 안성맞춤이다. 전자렌지에 조금 익힌 뒤 비빔밥으로 먹을 수도 있다. 꽃을 덖음하여 차로 음용하는데 차의 맛이 꽤 구수하고 좋다.

약성과 효능

소영도리나무와 병꽃나무는 약용으로 사용한 기록이 없다. 병꽃나무에는 최근 항염증 성분(ilekudinol B)이 있는 것으로 연구되었으므로, 소영도리나무에도 그와 비슷한 성분이 있을 것으로 추정된다.

번식

둘 다 9월에 종자를 채취한 뒤 건조한 곳에 보관했다가 이듬해 봄에 이끼 위에 파종한다. 꺾꽂이는 장마철 직전에 녹지삽으로 한다.

키우기

1 전문 조경업체를 통해 묘목을 구입한다.
2 양지에서 잘 자라지만 반그늘에서도 성장이 양호하다.
3 보습성이 있는 비옥한 사질 토양을 좋아한다.
4 수분은 보통으로 관수한다.
5 겨울에 노지에서 월동한다.

조루, 보신, 당뇨에 효능이 있는

산수유나무 꽃

층층나무과 낙엽활엽소교목 *Cornus officinalis* 7m

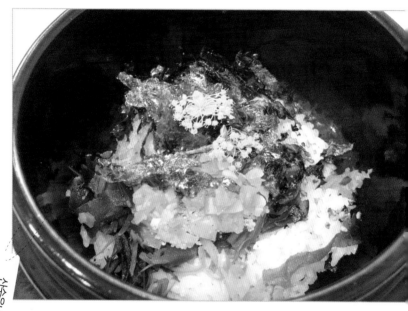

열매를 산수유라고 하며 약용하는 유명한 식물이다. 중국 원산으로 알려져 있지만 광릉에서 자생지가 발견되어 우리 나라 자생종으로 취급하고 있다.

구례 산동면의 지리산 만복대 기슭에는 산수유 마을이 있 는데 국내에서 가장 많은 산수유나무를 재배하고 있다.

높이 7m 내외로 자라고 수피는 모과나무처럼 벗겨지는 속

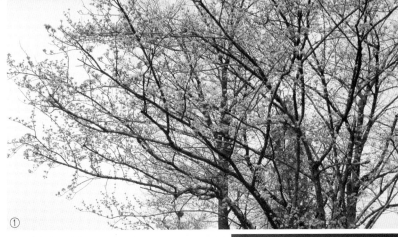

① 산수유의 봄 ② 산수유 꽃
③ 산수유 잎   ④ 산수유 열매

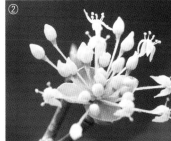

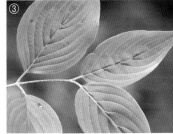

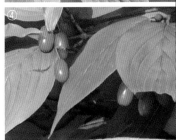

성이 있다. 마주난 잎은 난형이거나 타원형이고 층층나무 잎과 비슷하다. 잎의 길이는 4~12cm 정도이고 4~7쌍의 측맥이 발달해 있고 잎자루에는 털이 있다.

이른 봄인 3~4월에 잎보다 먼저 꽃이 핀다. 자잘한 꽃이 20~30개씩 산형화서로 달리고 꽃의 지름은 4~5mm이다. 꽃받침잎은 4개이고, 꽃잎은 긴 삼각꼴, 수술과 암술대가 있다.

열매는 8~10월에 붉은색으로 익고 이 열매는 사람이 식용하거나 약용한다. 열매 안에는 타원형의 씨앗이 들어 있다.

성숙한 열매는 약 9%의 설탕과 약 3%의 능금산이 있으므로 날것으로 먹어도 제법 맛있다.

산수유나무는 주로 재배 농가에서 볼 수 있는데 최근엔 도시공원의 정원수로 흔히 키운다. 이른 봄이면 묘목상가에서 어린 묘목을 판매하므로 시중에서 손쉽게 구할 수 있다.

꽃의 맛

떨떠름하고 쓴 맛이 있다. 생강나무 꽃에 비해 잡맛이 덜하다.

먹는 방법
3~4월에 꽃을 채취한다. 꽃을 가볍게 세척한 뒤 차로 우려 마시는데, 은은한 향미가 있다.
요리 장식 꽃으로 사용할 경우 떫떠름한 맛이 나므로 1~3개 정도만 사용한다. 뜨거운 음식에 사용할 경우 바로 시들어 버리므로 차가운 냉채 요리나 회 요리의 장식 꽃으로 사용한다.
말린 열매도 차로 우려 마실 수 있다.

약성과 효능
열매는 씨앗을 제거한 뒤 햇볕에서 잘 말린 뒤 4.5~9g을 달여 먹는다.
조루, 보신, 이뇨, 치매성 요통, 당뇨, 정액이 이유 없이 질질 흐르는 증세에 효능이 있다.
단독으로 약용하면 체질에 따라 역효과가 날 수도 있으므로 관련 약제와 함께 달인다. 전문가의 도움하에 약용하는 것이 좋다.

번식
10월에 채취한 열매에서 과육을 제거하고 노천에 매장했다가 2년 뒤 3~4월에 파종한다.

키우기
1 나무 도매상가에서 상태가 좋은 묘목을 구입한다.
2 양지 또는 반양지를 좋아한다.
3 비옥한 토양에서 잘 자란다.
4 수분은 보통으로 공급한다.
5 겨울에 노지에서 월동한다.

암의 성장을 억제하는 성분이 있는

까마귀밥나무 꽃

범의귀과 낙엽활엽관목 *Lindera erythrocarpa* 1~1.5m

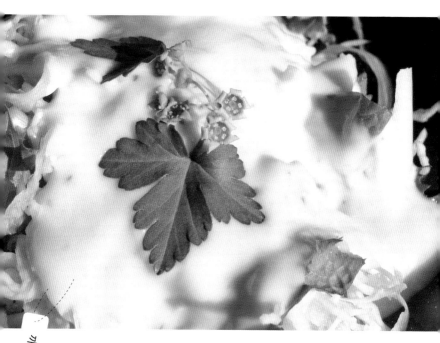

까마귀밥나무는 옻독에 올랐을 때 치료하는 나무로 유명
하다.

예전에는 '까마귀밥여름나무' 라고 불렸고 약재 이름은 옻
독을 잘 치료한다고 해서 칠해목((漆解木)이라고 불린다. 산
의 계곡 주변에서 흔히 자란다.

줄기는 1.5m 정도로 자라고 가지에는 가시가 없다. 어긋난 잎은 3~5개로 갈라지고 뭉툭한 톱니가 있으며, 잎 뒷면과 잎자루에 잔털이 있다.

꽃은 4~5월에 잎겨드랑이에서 여러 개가 달린다. 꽃에는 달달한 꿀샘이 괴어 있는 경우가 있는데 꿀샘이 많을 때 식용하면 달달한 맛을 느낄 수 있다.

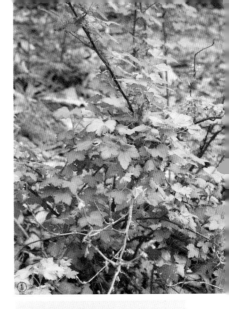

① 까마귀밥나무 수형
② 까마귀밥나무 열매
③ 까마귀밥나무 꽃
④ 까마귀밥나무 잎
⑤ 개당주나무 꽃

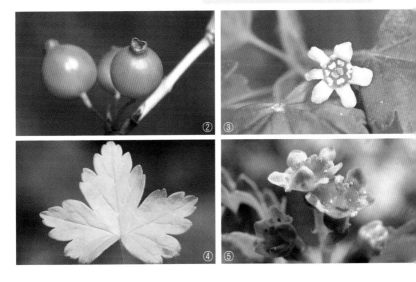

수꽃의 지름은 6mm 정도이고 아래쪽은 술잔 모양, 상단부의 화피조각은 꽃잎처럼 갈라지고 뒤로 젖혀진다.

열매는 9~10월에 붉은색으로 익는다. 열매는 쓴 맛이 있으므로 사람이 식용하지 않고 새의 먹이로 준다. 열매 안에는 자잘한 씨앗들이 10여 개 정도 들어 있다.

까마귀밥나무와 거의 비슷한 '개당주나무' 는 중부이남 지방에서 자생하며 꽃의 맛이 까마귀밥나무와 거의 비슷하다. 개당주나무의 꽃은 15일 정도 일찍 개화하는 것이 까마귀밥나무와 다르다.

꽃의 맛

꿀샘이 있고 특유의 향이 연하게 있다.
씹으면 달달하고 아삭한 식감이다.

먹는 방법

4~5월에 꽃을 어린 잎과 함께 수확한 뒤 요리의 장식 꽃으로 사용한다. 꽃과 어린 잎을 차로 우려 마신다. 꽃을 날것으로 식용할 때는 소량 섭취를 원칙으로 한다.

약성과 효능

옻독에 걸렸을 때는 줄기와 잎 200g을 물이 반쯤 줄어들 때까지 푹 삶은 뒤 며칠 정도 복용한다. 최근 보고에 의하면 열매에서 암의 성장을 억제하는 성분이 발견되었다.

번식

종자, 분주, 꺾꽂이, 휘묻이

키우기

1 6~7월경에 지난해에 자란 줄기를 잘라 꺾꽂이로 번식한다.
2 양지, 반음지에서도 잘 자란다.
3 토양을 가리지 않고 잘 자란다.
4 수분은 보통으로 관수한다.
5 겨울에 노지에서 월동한다.

부종, 방광염, 빈혈에 효능이 있는

벚나무 & 산벚나무 & 왕벚나무 꽃

장미과 낙엽활엽교목   *Prunus serrulata*   10~20m

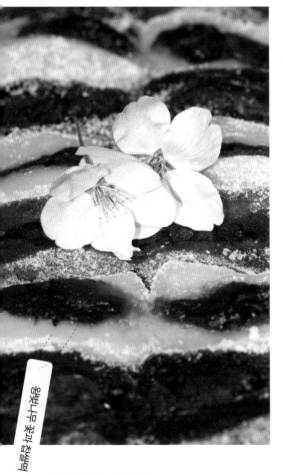

왕벚나무 꽃과 찹쌀떡

　봄이면 온 금수강산을 흰색으로 물들이는 매력만점의 꽃이다. 국내에서는 식용 역사가 없지만 일본에서는 전통적으로 내려오는 유명한 식용 꽃이다.

　벚나무(Prunus serrulata)는 충청 이남 지방에서 자생하며 4~5월에 피는 꽃이 산방 또는 산형화서로 2~5개씩 달리고, 꽃받침통에 털이 없는 것이

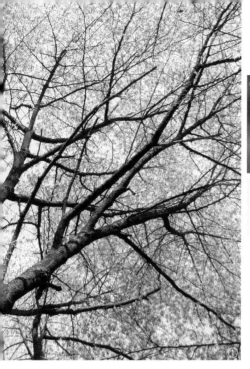

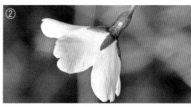

① 산벚나무 수형
② 벚꽃
③ 벚나무 꽃과 육류 요리

다른 벚나무와 구별할 수 있는 포인트이다. 왕벚나무(Prunus yedoensis)는 4월에 잎보다 먼저 꽃이 핀다. 꽃은 짧은 산방화서에서 3~6개씩 달리고 꽃자루에 털이 많다. 꽃받침통은 털이 있거나 없다. 우리나라의 제주도와 남부 일부 지방에서 자라는 멸종 위기 식물이지만 원예종이 많이 보급되어 있다.

산벚나무(Prunus sargentii)는 4~5월에 연홍색 또는 흰색 꽃이 피고 2~3개의

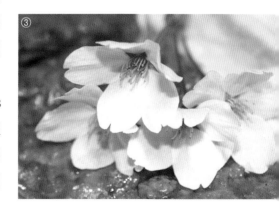

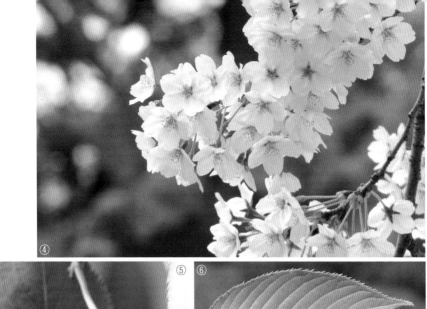

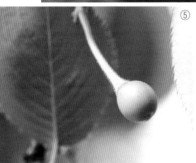
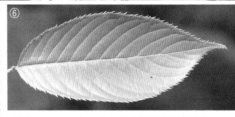

④ 왕벚나무 꽃
⑤ 왕벚나무 열매
⑥ 왕벚나무 잎

꽃이 산형화서로 달린다. 꽃자루에 털이 없는 것으로 구별할 수 있다. 우리나라 전국의 산에서 흔히 자란다.

올벚나무(Prunus pendula)는 벚나무 중에서 가장 이른 3~4월에 꽃이 핀다. 꽃은 잎보다 먼저 피고 꽃의 크기는 지름 1.5cm 정도로 다른 벚나무 꽃에 비해 작은 편이다.

꽃은 2~5개가 산형화서로 달리며 꽃받침통이 불룩 튀어나와 있고 꽃자루에 털이 있다. 제주도와 남부 해안지방에 분포되어 있지만 원예종이 많이 보급되어 있다.

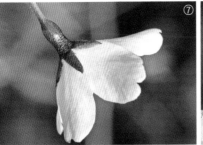 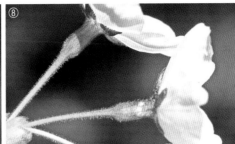

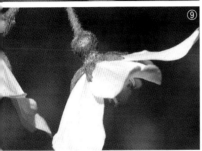

⑦ 산벚나무 꽃자루에는 잔털이 거의 없다.
⑧ 왕벚나무 꽃자루에는 잔털이 많다.
⑨ 올벚나무 꽃자루는 볼록 튀어나와 있다.

　대부분의 벚나무들은 열매
가 검붉은색으로 익는다.
　양벚나무(Prunus avium)
는 체리나무의 야생종 나무로서 5월에 3~5개의 꽃이 산형
화서로 달리고 꽃자루에는 털이 없다. 열매는 붉은색으로 익
고 벚나무 열매 중에서 가장 맛있다.

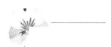

꽃의 맛

조금 달달하고 약간의 육질이 있다. 뒤끝이 별로 쓰지 않아 날것으로 즐길 만하다. 일본에서는 요리의 식용 꽃으로 즐겨 사용한다.

먹는 방법

4월에 산벚나무 꽃이나 왕벚나무 꽃을 수확한다. 가볍게 세척한 뒤 떡에 꽂아 장식 꽃으로 활용한다. 떡과 함께 먹을 때는 꽃받침통을 함께 먹으면 꽃받침통에서 아삭한 식미가 느껴진다. 꽃받침까지 먹을 경우 3개 정도까지는 무난히 섭취할 수 있고 5개 정도 먹으면 비린 맛이 강해진다. 샐러드로 먹을 때는 꽃잎만 떼어내어 사용하는데 꽃잎은 조금 달달하고 야들야들한 식미가 있다.

꽃 전체를 차로 우려 마신다. 죽이나 수프에 넣어 먹으면 건더기가 씹힌다. 소금에 절여 먹기도 한다. 열매는 식용할 수 있지만 씨앗은 독성이 있으므로 식용하지 않는다.

약성과 효능

벚나무 종류는 특별하게 약용한 기록이 없다. 목재를 악기, 가구재, 조각재로 사용한다. 양벚나무의 경우엔 줄기를 달여서 약용하기도 하는데 부종, 방광염, 빈혈 등에 효능이 있다.

번식

종자 또는 꺾꽂이(8월)

키우기

1 나무 도매상가에서 상태 좋은 벚나무(원예종) 묘목을 구입한다.
2 양지에서 잘 자란다.
3 비옥한 토양을 좋아한다.
4 수분은 보통으로 관수한다.
5 겨울에 노지에서 월동한다.

구토, 소화불량, 관절통에 효능이 있는

산당화 꽃

장미과 낙엽활엽관목 *Chaenomeles speciosa*   1~2m

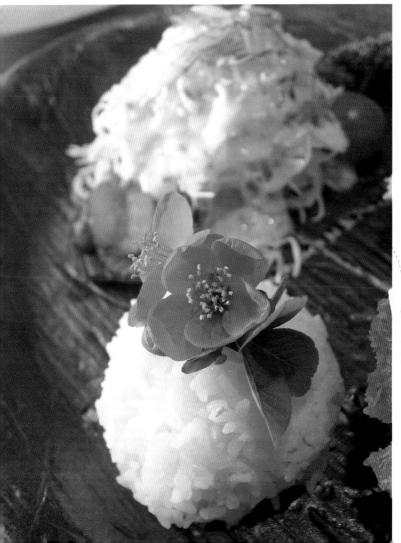

산당화 꽃 요리

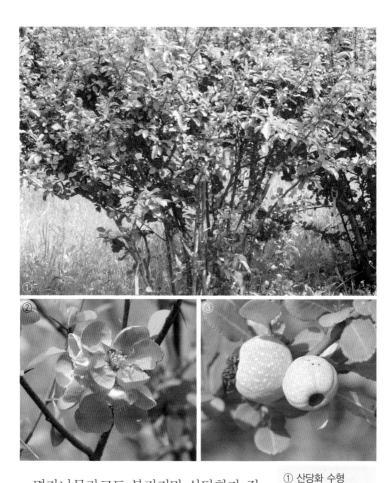

① 산당화 수형
② 산당화 꽃
③ 산당화 열매

　명자나무라고도 불리지만 산당화가 정
식 명칭이 되었다. 사과나무의 할아버지
쯤에 해당한다. 사과나무를 번식시킬 때
대목으로 흔히 사용한다.

　중국 원산이며 높이 1~2m로 자란다. 덩굴처럼 누워 자라

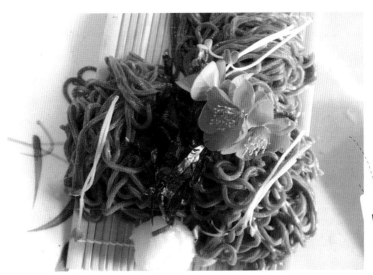

산딸화 메밀국수

는 속성이 있는 것은 '풀명자'라고 부른다.

어긋난 잎은 타원형이거나 긴 타원형이고 가장자리에 둔한 톱니가 있다. 잎의 길이는 4~8cm이고 짧은 잎자루가 있다.

꽃은 4~5월에 피고 1개 또는 여러 개가 달린다. 꽃의 지름은 2.5cm 정도이고 붉은색과 흰색 꽃이 있다. 열매는 가을에 노랗게 익고 작은 모과 열매처럼 생겼다.

꽃의 맛

산당화의 꽃은 약간 달콤새콤하고 꽃잎의 육질이
두툼하다. 시기를 놓치면 꽃잎이 바짝 마른 종이
같은 질긴 식감을 보여줄 때도 있다.

먹는 방법

4~5월에 꽃을 채취한다. 날것으로 먹을 경우엔 꽃잎을 떼어내 샐러드
에 뿌려 먹는다. 꽃봉오리가 벌어진 꽃을 수확해 깨끗이 세척한 후 물기
를 빼고 덖음하면 꽃차로 마실 수 있는데 장미 꽃차와 비슷한 방식이다.
싱싱한 꽃을 먹을 때 식감이 나쁘면 수프에 넣어 먹는다. 또한 붉은색
산당화 꽃은 요리의 장식 꽃으로도 아주 좋다.
열매의 맛은 매우 시큼하기 때문에 조리해서 먹거나 잼, 젤리를 만들어
먹는다. 열매는 각종 요리를 조리할 때 향내기로 사용할 수도 있다.

약성과 효능

잎, 열매, 뿌리를 약용한다. 열매는 가을에 수확한 뒤 끓는 물에 10분
정도 끓인 다음 햇볕에 잘 말려서 약용한다. 진통, 구토, 대하, 소화, 염
증, 콜레라, 진경, 소염, 관절통 등에 효능이 있다.

번식

종자, 꺾꽂이, 포기나누기, 휘묻이

키우기

1 묘목 상가에서 상태가 좋은 산당화(명자나무) 묘목을 구입한다.
2 양지 또는 반음지에서 자란다. 여름에는 반음지로 옮긴다.
3 보습력이 좋은 사질 토양에서 잘 자란다.
4 수분은 보통으로 관수한다.
5 겨울에 노지에서 월동한다.

5월에 피는 매화
산옥매 꽃

장미과 낙엽활엽관목 *Prunus glandulosa*   1.5m

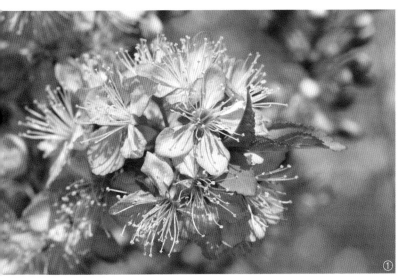

①

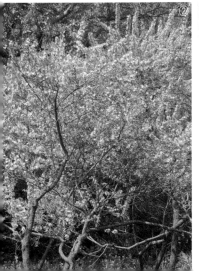

②

① 산옥매 꽃
② 산옥매의 수형

산옥매는 중국원산이며 국내
에는 1,500년 전 관상수로 들어
왔다.

줄기는 높이 1.5m 정도로 자
라고 어긋난 잎은 타원형이거
나 넓은 피침형이며 가장자리

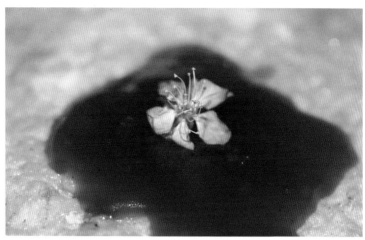

산옥매 꽃과 육류 요리

에 파도 모양의 톱니가 있다.

꽃은 5월에 무리지어 피는데 잎보다 빨리 피거나 잎과 같이 핀다. 꽃의 색상은 분홍색이거나 흰색이고 수술이 털처럼 많이 있다. 열매는 6~8월에 성숙한다. 키가 작고 보급이 잘 되어 있기 때문에 가정에서 정원수로 키워 볼 만하다.

꽃의 맛

아삭하고 조금 쓰고 시큼하다.

| 먹는 방법 |

5월에 꽃을 채취한다. 날것으로 먹거나 샐러드로 먹고, 요리의 장식 꽃으로 사용한다. 날것으로 식용할 경우 소량섭취를 원칙으로 한다. 말린 꽃은 매화 꽃차처럼 차로 우려 먹는다.

8~9월에 수확한 붉은색 열매는 날것으로 먹거나 장아찌로 담가먹는다. 씨앗은 볶거나 조리해서 식용하지만 독성이 있을 수 있으므로 식용하지 않는 것이 좋다.

| 약성과 효능 |

약용 기록이 없다.

| 번식 |

종자, 꺾꽂이, 뿌리삽목(이 방식이 가장 번식이 잘 된다.)

| 키우기 |

1 이른 봄이면 묘목 상가에서 산옥매 묘목을 판매한다.
2 양지에서 잘 자란다.
3 비옥하고 촉촉한 토양을 좋아한다.
4 수분은 보통으로 관수한다.
5 겨울에 노지에서 월동한다.

담석증, 월경촉진에 효능이 있는

서부해당화 꽃

장미과 낙엽활엽소교목 *Malus coronaria Mill* 15m

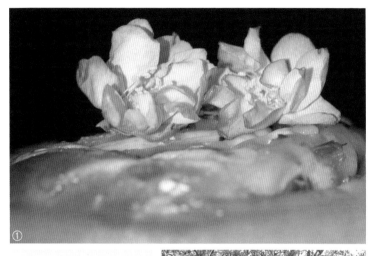

① 요리 위에 얹은 서부해당화 꽃
② 서부해당화 수형

사과나무의 먼 친척 뻘인 원예종 식물이며 중국에서 들어왔다.

최근엔 홑꽃 품종 외에 겹꽃 품종, 흰꽃 품종, 미국 품종 등의 다양한 품종이 있다.

묘목 상가에서 쉽게 구할 수 있는 나무이므로 정원수로도 키워 볼 만하다.

여기서 설명하는 Malus coronaria Mill 품종은 미국이 원산지이며 높이 10m 내외로 자라고, 잎은 어긋나거나 모여 달린다.

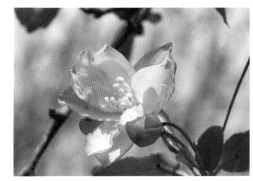

서부해당화 꽃

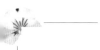

꽃의 맛

조금 달달하고 육질이 두툼하지만
뒤끝이 조금 쓰다. 먹을 만하다.

먹는 방법

4월 말~5월 초순 사이에 꽃을 채취한다. 샐러드로 먹거나 요리의 장식 꽃으로 사용한다. 요리의 장식 꽃으로 안성맞춤일 정도로 꽃이 아름다고 향기가 좋다.

완전히 익은 열매는 날것으로 먹거나 조리해 먹고, 젤리를 만들어 먹거나 펙틴을 만든다. 씨앗에 독성이 있을 수 있으므로 열매 섭취시 씨앗의 과다섭취를 피한다

약성과 효능

미국 품종의 Malus coronaria Mill 서부해당화는 북미인디언들이 껍질과 뿌리를 약용하였다.

담석증, 월경촉진에 효능이 있고, 임신 3개월 이내에 약용하면 낙태에 효능이 있다.

번식

종자, 꺾꽂이

키우기

1 묘목상가에서 서부해당화(Malus coronaria M 품종) 묘목을 구입한다.

2 양지 또는 반그늘에서 자란다.

3 비옥한 점질 토양을 좋아한다.

4 수분은 보통으로 관수한다.

5 겨울에 노지에서 월동한다.

키워서 먹는 꽃

꽃사과나무 & 사과나무 꽃

장미과 낙엽활엽소교목 *Malus prunifolia* 10m

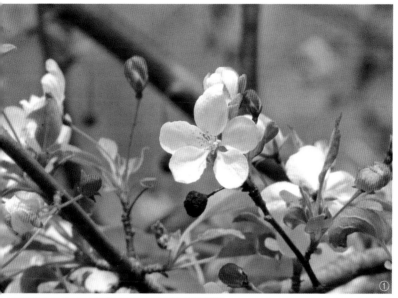

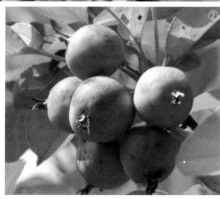

① 꽃사과나무의 꽃
② 꽃사과나무의 열매

꽃사과나무는 국내에도 수십 종의 원예종이 있다. 그 중 가장 많이 알려진 품종은 중국 북부 원산의 Malus prunifolia

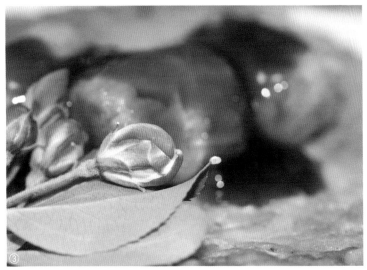

③

품종이다.

열매가 콩알만하기 때문에 꽃을
보기 위해 키우는 관상수라는 뜻
에서 꽃사과라는 이름이 붙었다.
가정집 정원이나 아파트 단지에서
관상수로 흔히 키운다.

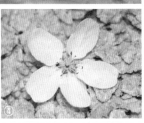

④

③ 시리얼과 꽃사과나무 꽃
④ 수양꽃사과나무 꽃

원줄기는 높이 10m 정도로 자라고 꽃은 4~5월에 연분홍
색이거나 흰색으로 피고 향기가 좋다.

열매의 지름은 1~2cm 정도이고 7~9월에 빨간색으로 익
는다. 손쉽게 구할 수 있을 뿐만 아니라 꽃이 아름답기 때문
에 요리 장식용으로 쉽게 사용할 수 있다.

꽃의 맛

꽃사과나무 꽃, 수양사과나무 꽃, 사과나무 꽃 등 '사과'라는 이름이 붙은 나무들의 꽃은 모두 식용한다. 꽃사과나무 묘목은 꽃집에 주문하면 쉽게 구할 수 있으므로 가정집에서 흔히 키운다. 꽃잎은 조금 달달하고 조금 쓰다. 약간의 달콤한 꿀샘이 있다. 꽃잎은 때에 따라 얇은 종이 씹는 식감이 있을 때도 있다.

| 먹는 방법 |

4~5월에 꽃사과나무 혹은 사과나무 꽃을 채취한다. 샐러드로 먹거나 수프에 넣어 먹는다. 잘 말린 꽃은 차로 마시면 은은한 향이 있다. 요리의 장식 꽃으로도 안성맞춤이다. 5월부터는 차츰 날벌레가 활동을 시작할 시기이므로 꽃을 깨끗이 세척하여 사용한다.

열매는 꽃사과나무 품종에 따라 쓴 맛 나는 열매와 쓴 맛이 거의 없는 열매, 달콤한 열매가 열리는 품종이 있고, 품종에 따라 지름 4cm까지 자라는 열매도 있다. 성숙한 열매는 식용하거나 조리해서 먹는다. 씨앗은 독성이 있을 수 있으므로 섭취하지 않는다.

| 약성과 효능 |

알려진 약용 기록이 없지만 사과나무와 약성이 비슷할 것으로 추정된다. 사과나무를 번식시킬 때 대목으로 흔히 사용한다.

| 번식 |

종자, 꺾꽂이(11월)

| 키우기 |

1 묘목 상가에서 꽃사과나무(Malus prunifolia 품종) 묘목을 구입한다.
2 반그늘에서도 성장이 양호하지만 양지에서 더 잘 자란다.
3 촉촉한 점질 토양을 좋아한다.
4 수분은 보통으로 관수한다.
5 겨울에 노지에서 월동한다.

산후어혈, 하리, 관절통에 효능이 있는

야광나무 꽃

장미과 낙엽활엽소교목 *Malus baccata* 12m

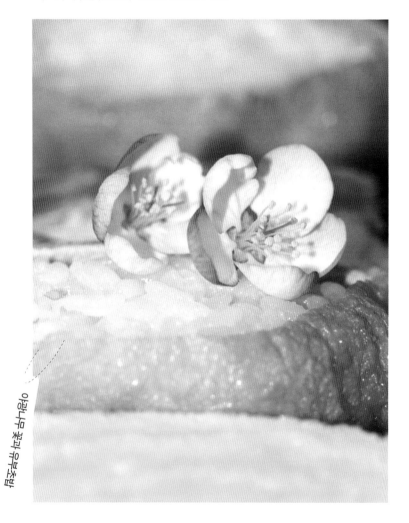

야광나무 꽃과 나무줄기

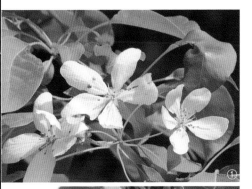
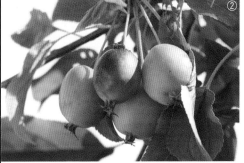
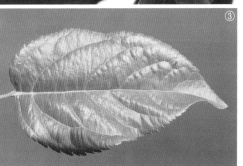

① 야광나무 꽃
② 야광나무 열매
③ 야광나무 잎

우리나라와 중국, 시베리아, 히말리야 산에서 자생한다.

원줄기는 높이 12m 내외로 자라고 잎은 윤채가 있다. 꽃은 4~5월에 피고 꽃의 지름은 3.5cm, 꽃의 색상은 흰색이거나 연분홍색이다.

밤에도 꽃이 야광처럼 빛난다고 하여 야광나무라는 이름이 붙었다. 햇볕이 쨍한 날 꽃을 올려다보면 눈이 부실 정도로 아름다운데 아마도 Malus 품종의 나무 중에서 가장 아름다운 꽃이 달린다고 할 수 있다.

열매는 10월에 황색이나 붉은색으로 익으

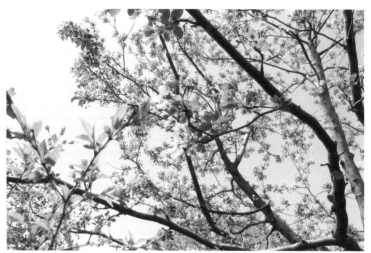
4월 말의 야광나무

며, 작고 귀여운 사과처럼 생겼고, 지름은 1~1.5cm 정도이
다. 열매는 사람이 식용하고, 잎과 뿌리는 약용한다.

 꽃이 아름다울 뿐만 아니라 공해에도 잘 견디므로 꽃사과
나무나 서부해당화 대신 정원수로 선택하는 것도 좋은 생각
이 된다.

꽃의 맛

조금 달고 조금 쓰고 조금 시큼하다.
조금 무미건조한 식미를 가졌다.

먹는 방법

4월 말부터 5월 사이에 꽃을 채취한다. 샐러드로 먹거나 요리의 장식 꽃으로 사용한다. 말린 꽃은 차로 우려 마신다.

성숙한 열매는 달착지근하고 약간의 쓴 맛이 있지만 꽃보다 열매가 더 맛나다. 열매는 날것으로 먹거나 젤리를 만들어 먹는다. 씨앗에는 독성이 있을 수 있으므로 먹지 않는다.

약성과 효능

잎, 뿌리, 가지, 열매를 약용한다. 산후어혈, 지혈, 이질, 장풍, 하리, 관절통에 효능이 있다.

네팔에서는 두통이 심할 때 열매 즙을 이마에 붙여서 두통을 해소시킨다고 한다. 어린 묘목은 사과나무 대목으로 사용한다.

번식

종자(3~4월 파종), 접붙이기

키우기

1 조경 전문업체에서 싱싱한 야광나무 묘목을 구입한다.
2 양지에서 잘 자라고 반그늘과 음지에서는 성장이 불량하다.
3 촉촉한 중성 토양에서 잘 자란다.
4 수분은 보통으로 관수한다.
5 겨울에 노지에서 월동한다.

변비, 부종, 각기병에 효능이 있는

앵두나무 꽃

장미과 낙엽활엽관목 *Prunus tomentosa* 2~3m

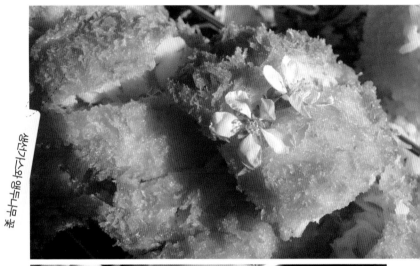

앵두나무꽃 경단

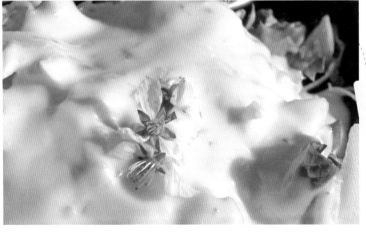

앵두나무 꽃 샐러드

중국 원산이며 국내에는 17세기에 도입 되었다. 높이 2~3m로 자라기 때문에 가정집 정원수로 안성맞춤이다.

마주난 잎은 도란형이거나 타원형이고 길이 5~7cm, 가장자리에 잔톱니가 있다. 잎의 표면에는 주름과 잔털이 있고 잎 뒷면에는 백색 융모가 밀생한다. 잎자루에

① 앵두나무
② 열매
③ 꽃
④ 잎

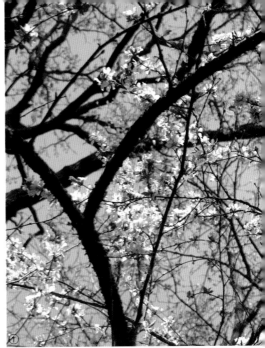
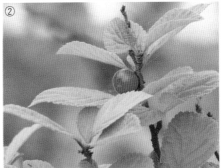
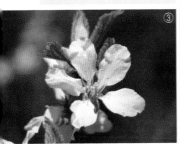
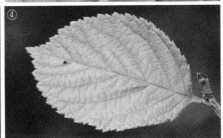

도 잔털이 있으므로 잎을 보면 같은 시기에 꽃이 피는 자두나무나 매화나무와 구별할 수 있다.

꽃은 지름 2cm 정도이고 1~2개가 모여달리며 4월에 잎보다 먼저 핀다. 꽃잎은 흰색이거나 연한 홍색이다.

열매는 지름 1cm 정도이며 6월에 익고 표면에 잔털이 있다.

꽃의 맛

조금 달고 조금 쓰고 전체적으로 맹맹한 맛이다.
꽃잎의 식감이 부드럽다.

| 먹는 방법 |

4월에 꽃을 채취한다. 꽃에는 비타민 C가 함유되어 있다. 날것으로 먹거나 샐러드로 먹는다. 그늘에서 잘 말린 꽃은 차로 마시고, 여러 요리에 뿌려 먹는다.

성숙한 열매는 시고 달콤하다. 날것으로 식용하거나 잼, 주스, 빵을 만들 때 사용한다. 미성숙 열매는 장아찌로 먹는다. 씨앗은 독성이 있으므로 식용하지 않는다.

| 약성과 효능 |

씨앗 껍질을 제거하고 씨앗을 3~9g 졸여서 약용한다. 변비, 이수, 부종, 각기병에 효능이 있다.

| 번식 |

종자(가을, 봄), 뿌리꽂이(2~3월), 꺾꽂이(6월), 접붙이기(2~3월)

| 키우기 |

1 과수나무 전문상가에서 상태가 좋은 앵두나무 묘목을 구입한다.
2 반그늘에서 잘 자란다.
3 비옥한 토양을 좋아한다.
4 수분은 보통으로 공급한다.
5 겨울에 노지에서 월동한다.

천식, 기관지염, 황달에 효능이 있는

복사나무(복숭아나무)

장미과 낙엽활엽소교목 *Prunus persica* 6m

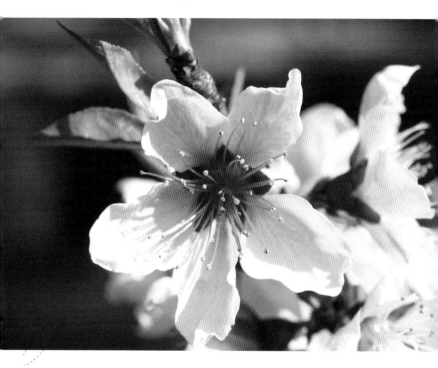

대개 '복숭아나무' 라고 부르지만 정식 명칭은 '복사나무'
이다. 중국 원산이며 민가에서 키우거나 과수원에서 재배한
다. 국내에서 자생하는 나무로는 지리산에서 볼 수 있는 산
복사나무(Prunus davidiana)가 있다.

복사나무는 높이 6m 내외로 자라고, 어긋난 잎은 피침형

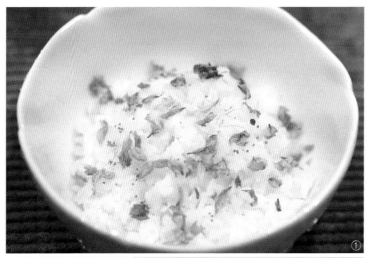

① 복사꽃 밥(안면도
   꽃박람회 전시 작품)
② 복사나무 잎

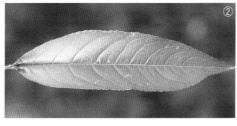

이거나 거꾸로 된 피침형이다. 잎의 길이는 7~15cm 정도이고 가장자리에 둔한 잔톱니가 있고 털이 없다. 잎자루에는 털이 있다가 사라진다.

꽃은 연한 홍색이고 4~5월에 잎보다 먼저 핀다. 대개 1~2개씩 달리고, 꽃잎은 5개, 수술은 많고, 꽃받침잎은 털이 있다. 꽃은 도화(桃花)라고 부른다.

열매는 8~9월에 성숙하고, 표면에 털이 있고, 흔히 복숭아라고 부르며 식용한다.

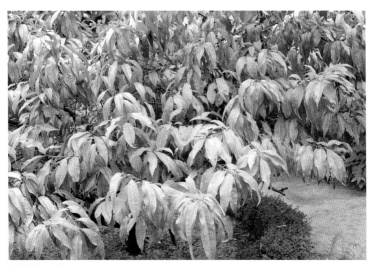
복사나무 수형

 역사적으로 중국의 복숭아가 그리스 알렉산더 제위 시기에 이란과 지중해 지역에 전파되었고, 아메리카 대륙에는 16세기경 스페인 탐험가에 의해 전래되었다.

꽃의 맛

꿀샘이 조금 있다. 꽃잎은 전반적으로 조금 달콤하고 아삭하다. 때때로 배나무 꽃처럼 좋지 않은 냄새가 나는 경우도 있다. 오래 전부터 먹어온 식용 꽃이다.

먹는 방법

4~5월에 꽃을 채취한다. 날것으로 먹거나 샐러드로 먹는다. 샐러드로 먹을 경우 꽃잎만 떼어내 샐러드에 넣거나 꽃 전체를 수프에 넣는다. 각종 요리의 고명으로 사용한다. 마늘 요리와 특히 궁합이 잘 맞는다.
잘 건조시킨 꽃은 차로 마시거나 술을 담근다. 열매는 날것으로 식용하거나 파이, 잼, 과자, 아이스크림, 빵을 만들 때 사용한다. 씨앗은 독성이 있으므로 식용하지 않는다.

약성과 효능

종자, 잎, 잔가지, 열매, 미성숙 열매, 수피를 약용한다. 설사, 임산부의 입덧, 위장염, 이뇨, 백일해, 변비, 종기, 기침, 천식, 기관지염, 황달 등에 효능이 있다.
열매의 종자는 암 치료에 효능이 있다고 알려져 있으나 확실한 증거는 없다.

번식

종자를 모래에 묻어두었다가 이듬해 봄에 파종한다.

키우기

1 과수나무 전문상가에서 복사나무 묘목을 구입한다.
2 양지에서 잘 자란다.
3 석회암의 점질 옥토에서 잘 자라고 산성 토양에서는 성장이 불량하다.
4 수분은 보통으로 공급한다.
5 겨울에 노지에서 월동한다.

두통, 치통, 위장을 보호하는 효능이 있는

자두나무 꽃

장미과 낙엽활엽소교목 *Prunus salicina* 10m

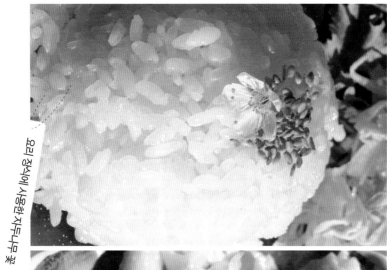

요리 장식에 사용한 자두나무 꽃

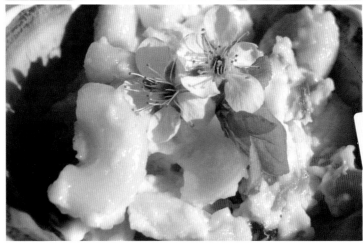

자두나무 꽃 샐러드

이 시기에 꽃이 피는 장미과 나무들과 많이 헷갈려 하는 나무이다. 꽃받침이 뒤로 완전히 젖혀지므로 그 점으로 구별할 수 있다. 중국 원산이며 농촌의 민가 부근에서 흔히 심어 기른다.

어긋난 잎은 긴 타원형이거나 긴 도란형이고 길이 6~8cm, 가장자리에 잔톱니과 이중톱니가 있다. 잎의 표면엔 털이

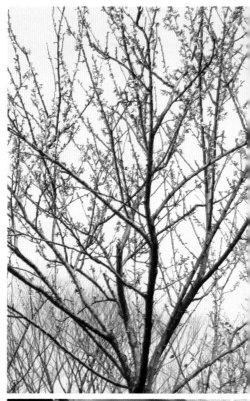

① 4월 중순의 자두나무
② 자두나무 잎
③ 자두나무 꽃

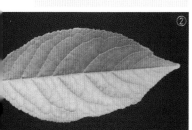

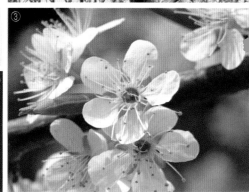

없고 잎 뒷면에 털이 조금 있거나 없고 잎자루에는 털이 없다.

꽃의 지름은 2cm 정도이고 흰색이다. 4월에 잎보다 먼저 피고 보통 3개씩 달리고 꽃받침은 뒤로 젖혀진다. 꽃은 '오얏꽃'이라는 별명이 있고 조선궁궐의 문양으로 사용하였다.

열매는 6~7월에 황색이나 적자색으로 성숙하고 과육은 연한 황색, 열매의 지름은 품종에 따라 2~7cm 정도이다.

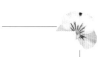

꽃의 맛

쓴 맛이 있고 아주 미세하게 꿀샘이 있다.
꽃잎의 식감은 얇은 종이를 씹는 맛이다.

| 먹는 방법 |

4월에 꽃을 채취한다. 날것으로 먹거나 샐러드로 먹고 요리의 장식 꽃
으로 사용한다. 조선 궁궐의 문양으로 사용한 꽃이므로 궁중요리에 잘
어울린다. 그늘에서 말린 꽃은 자두나무 꽃차로 마시고 밥이나 여러 요
리에 뿌려 먹는다. 전체적으로 맹한 맛이다.
성숙한 열매는 육즙이 달콤하다. 날것으로 식용한다. 파이를 만들거나
잼을 만든다. 조리해 먹는다. 미성숙 열매는 장아찌를 만든다. 씨앗은
독성이 있으므로 식용하지 않는다.

| 약성과 효능 |

종자, 잎, 잔가지, 뿌리껍질을 약용한다. 관절염, 두통, 치통, 해열, 종기,
당뇨, 이질, 임병, 타박상, 변비, 산후어혈, 위장을 보하는 효능이 있다.

| 번식 |

종자를 모래에 묻어두었다가 이듬해 봄에 파종한다. 접붙이기의 경우
복사나무나 벚나무를 대목으로 사용한다. 꺾꽂이(8월)

| 키우기 |

1 과수나무 전문상가에서 자두나무 묘목을 구입한다.
2 양지를 좋아하지만 반음지에서도 성장이 양호하다.
3 토양을 가리지 않지만 점질 토양을 더 좋아한다.
4 수분은 보통으로 공급한다.
5 겨울에 노지에서 월동한다.

구토, 설사, 가래에 효능이 있는

모과나무 꽃

장미과 낙엽활엽교목 *Pseudocydonia sinensis* 10~18m

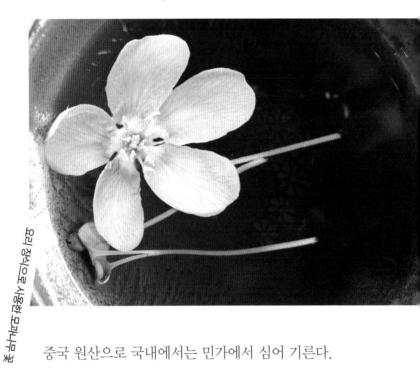

요리 정식으로 사용한 모과나무 꽃

중국 원산으로 국내에서는 민가에서 심어 기른다.

높이 10m 내외로 자라고 어긋난 잎은 타원상 난형이거나 긴 타원형이고 잎 가장자리에 침 모양의 잔톱니가 있다. 잎 표면에는 털이 없고 뒷면 털은 나중에 없어진다.

꽃은 4~5월에 피고 연한 홍색이며, 지름 3cm 정도이다. 꽃잎은 5개, 수술은 20개 정도이고 암술머리는 5개로 갈라

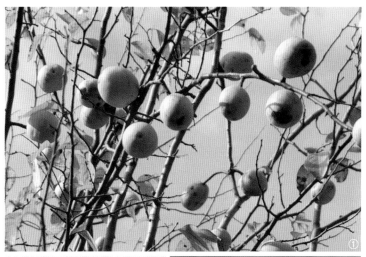

① 지리산의 모과 열매
② 모과나무 잎
③ 모과나무 꽃

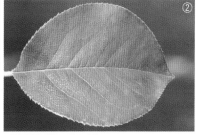

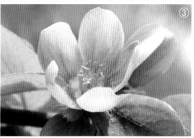

진다.

꽃에서는 연한 장미향이 나는데 향기가 아주 좋다.

열매는 9월에 익고, 울퉁불퉁한 타원형이거나 구형이다. 열매의 지름은 8~18cm 정도이다.

모과나무의 속명은 'Pseudocydonia sinensis'와

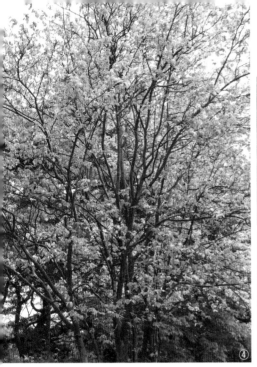

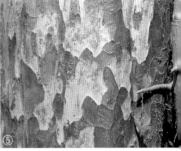

④ 모과나무 수형
⑤ 모과나무 수피

'Chaenomeles sinensis'이 통용되는데 국제적으로는
'Pseudocydonia sinensis' 속명을 많이 사용한다. 가정에
서 키울 경우 성장이 매우 느리므로 어느 정도 성장한 묘목
으로 키우는 것이 좋다.

　모과나무 꽃은 4~5년 자란 늙은 나무에서 피는데 심하면
10년 정도 지나야 꽃을 선사한다.

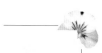

꽃의 맛

연한 장미 향이 난다. 적기에 채취하면 꽃잎이 약간 달달하고 아삭하다. 꽃잎의 식감은 두텁다. 꽃이 질 무렵 채취하면 쓴 맛이 많이 나서 못 먹는다.

먹는 방법

4~5월에 꽃을 채취한다. 날것으로 먹거나 샐러드로 먹고 요리의 장식 꽃으로 사용한다. 잘 건조시킨 꽃은 모과나무 꽃차로 마신다. 성숙한 열매는 모과차로 먹는다. 잼이나 시럽을 만들어 계절음료의 맛내기로 사용한다. 날것으로 먹을 경우 달달하고 매우 시큼하다. 성숙한 열매를 그릇에 넣어 포푸리처럼 사용한다.

약성과 효능

모과를 여러 조각으로 쪼개서 햇볕에 잘 말린 뒤 3~9g을 달여 먹는다. 위산역류, 이질, 매스꺼움, 구토, 설사, 가래, 뼈마디가 아픈 증세에 효능이 있다.

번식

종자를 땅에 묻어두었다가 이듬해 봄에 파종한다. 삽목은 1년 된 가지로 한다.

키우기

1 과수나무 전문상가에서 모과나무 묘목을 구입한다.
2 양지를 좋아한다.
3 비옥토에서 잘 자란다.
4 수분은 보통으로 공급한다.
5 겨울에 노지에서 월동한다.

아토피 피부염, 기관지 질환에 효능이 있는

문배나무(산돌배나무) 꽃

장미과 낙엽활엽교목 *Pyrus ussuriensis*   10m

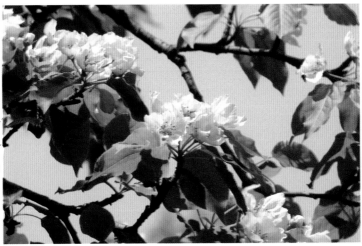

문배나무 꽃

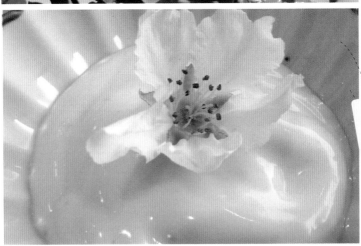

장식 꽃으로 사용한 모습

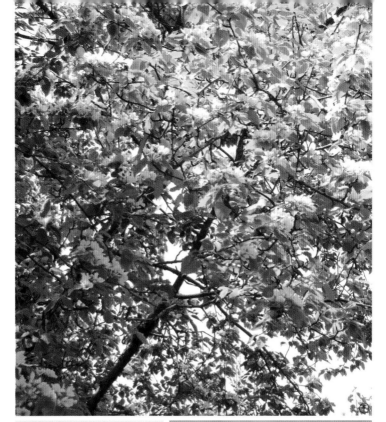

① 문배나무 수형
② 문배나무 잎

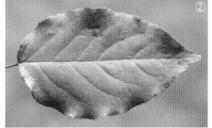

   산돌배나무의 일종이
며 서울 홍릉에서 발견
된 특산종이다.

   산돌배나무는 높이

10m 정도로 자라고, 전국의 산지 계곡에서 자생한다. 어긋
난 잎은 원형이거나 난형이고 길이 5~10cm, 가장자리에는
침 모양의 톱니가 있고, 잎 양면에 털이 없다. 꽃은 4~5월에

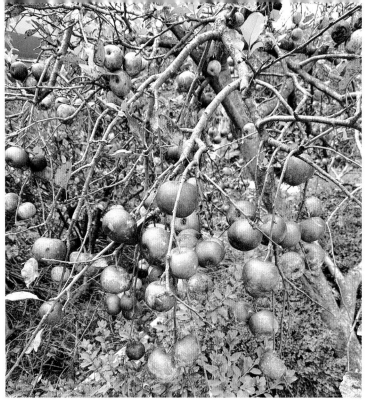
산돌배나무 열매

5~7개씩 산방화서로 달린다.

산돌배나무와 거의 비슷한 문배나무는 꽃이 더 크고 잎 뒷면에 하얀 털이 있다. 꽃은 부드러운 종이 식감이 있고 꿀샘이 있지만 간혹 꽃밥 부분에서 좋지 않은 냄새가 난다.

문배, 산돌배, 배나무는 꽃봉오리가 벌어질 무렵 꽃을 채취한 뒤 잘 건조시켜서 꽃차로 마신다.

산돌배나무는 아토피 피부염, 피부 부스럼이나 가려움 완화, 목감기, 천식, 기관지 질환 등에 효능이 있다고 한다.

이뇨작용과 기관지에 효능이 있는

배나무 꽃

장미과 낙엽활엽소교목 Pyrus pyrifolia 5~10m

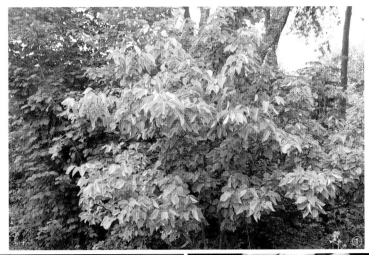

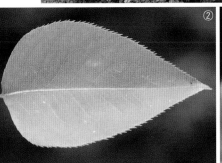 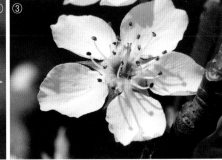

① 배나무 수형
② 배나무 잎
③ 배나무 꽃

배나무는 꽃밥 주변에서 심한 악취가 난
다. 흡사 벌레 썩은 냄새와 비슷하기 때문에

식용하기가 어렵다.

　그 외에　돌배나무나 콩배나무처럼 이름에　'배' 자가 들어간 나무들은 대개 꽃밥 부근에서 심한 악취가 나기 때문에 식용이 불가능하지만 꽃차로는 마실 수 있다. 꽃은 5월에 수확할 수 있고 꽃잎의 맛은 비교적 산뜻하다.

건위, 소화불량에 효능이 있는

산사나무 꽃

장미과 낙엽활엽소교목 *Crataegus pinnatifida* 6m

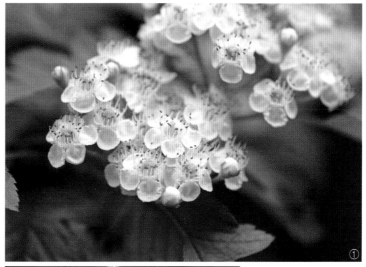

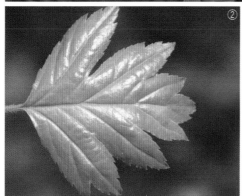

① 산사나무 꽃
② 산사나무 잎

산사나무는 도
시공원에서 조경
수로 흔히 키우는
나무이다. 꽃은
배나무 꽃에 비해
덜하지만 좋지 않

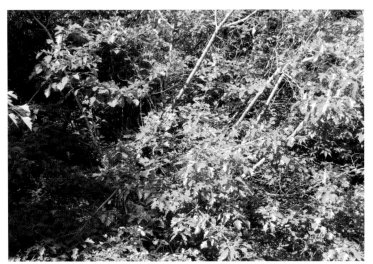
산사나무 수형

은 냄새가 나므로 식용하기 어렵다.

　조경용으로 인기가 많아 십수 종의 원예종이 있다.

　4~5월에 피는 꽃은 얇은 종이를 씹는 식감이 있다.

관절통, 대하, 하리에 효능이 있는

수리딸기 & 산딸기 & 줄딸기 & 뱀딸기

장미과 낙엽활엽관목 Rubus corchorifolius 1m

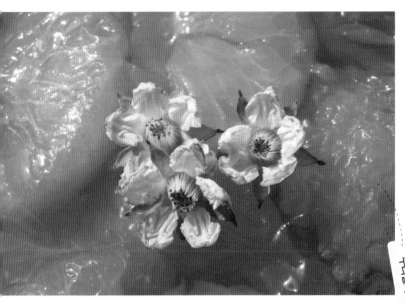

수리딸기 꽃 과일 샐러드

산에서 자라는 딸기나무는 목본류와 초본류가 있다. 목본류 딸기 꽃은 수리딸기·산딸기·오엽딸기 등이, 초본류 딸기 꽃은 뱀딸기 등이 있다. 식용 가치가 높은 꽃은 목본류의 흰색 꽃이 피는 딸기 꽃들인데 꽃의 크기도 만족스럽고 꽃잎이 부드러우며 달달한 경우가 많다.

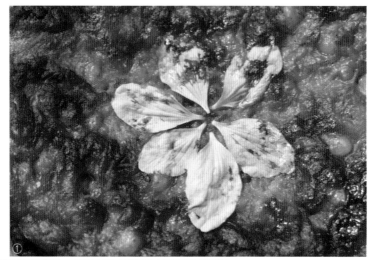

①

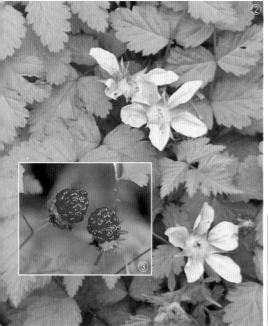

②

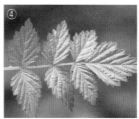

③

초본류의 노란색 꽃이 피는 뱀딸기 꽃도 먹을 만하지만 목본류 딸기 꽃에 비해 맛과 식감이 많이 떨어진다.

목본용 딸기 꽃은

④

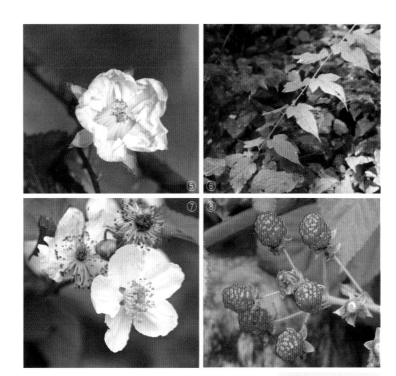

① 줄딸기 꽃잎과 요리
② 줄딸기 꽃
③ 줄딸기 열매
④ 줄딸기 잎
⑤ 수리딸기 꽃
⑥ 수리딸기 잎
⑦ 오엽딸기 꽃
⑧ 오엽딸기 열매

종류에 따라 4~6월에 개화를 한다. 남부지방에서는 수리딸기가 4~5월에, 중부지방에서는 산딸기가 5~6월에, 줄딸기는 5~6월에 개화한다. 목본류 딸기 꽃의 크기는 보통 2~3cm 정도, 꽃 안부에 꿀이 많아 날벌레들이 많이 날아든다.

그러므로 채취한 딸기 꽃을 식용하려면 반드시 세척한 후 식용한다.

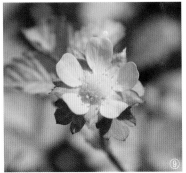
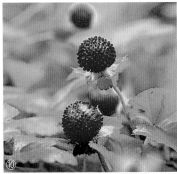

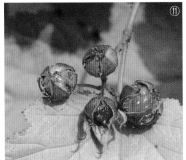
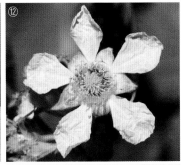

 산딸기 중에서 줄딸기는
꽃받침 뒤에 날카로운 가시
가 있는데 이런 경우는 꽃잎
만 떼어내어 식용한다.

 꽃받침에 가시가 없는 품
종들은 꽃받침까지 식용해도 아주 맛나다.

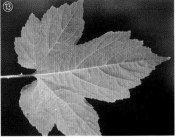

⑨ 뱀딸기 꽃
⑩ 뱀딸기 열매
⑪ 산딸기 열매
⑫ 산딸기 꽃
⑬ 산딸기 잎

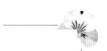

꽃의 맛

목본류 딸기에 해당하는 꽃들은 대부분 꽃의 육질이 부드럽고 단맛이 잘 스며나오기 때문에 날것으로 먹어도 감미롭다. 야생 산딸기 중 가장 감미로운 꽃은 남부지방 야산과 바닷가에서 자생하는 수리딸기 계열이고, 중부지방에서 흔히 자라는 산딸기는 맛이 좀 빈곤하지만 달달한 맛이 어느 정도 느껴진다.

| 먹는 방법 |

남부지방에서는 4월부터, 중부지방에서는 4월 말이나 5월부터 산딸기 종류들이 꽃을 개화한다.

주로 흰색 꽃이 피는 딸기꽃을 식용하는 것이 바람직하다. 날것으로 먹거나 샐러드로 먹는다. 수프에 넣어 먹는다. 꽃받침에 가시가 없을 경우 통째로 식용한다. 잘 건조시킨 꽃을 차로 마신다.

| 약성과 효능 |

산딸기 종류는 미성숙한 열매를 건조시킨 뒤 약용한다. 관절통, 단독, 지혈, 대하, 하리 등에 효능이 있다.

| 번식 |

종자(열매), 꺾꽂이, 포기나누기

| 키우기 |

1 잘 익은 야생딸기 열매를 채취한 뒤 새끼에 비벼서 새끼와 함께 땅에 묻으면 발아한다.
2 양지, 반음지에서 자란다.
3 일반 토양이나 비옥한 토양에서 잘 자란다.
4 수분은 보통으로 관수한다.
5 남부지방에서 자생하는 산딸기 종류를 중부지방에서 키울 경우 남향의 양지바른 곳에 키우면 월동 확률이 높다.

해열, 신경통에 효능이 있는

조팝나무 &
인가목조팝나무 꽃

장미과 낙엽활엽관목 *Spiraea prunifolia* 1.5~2m

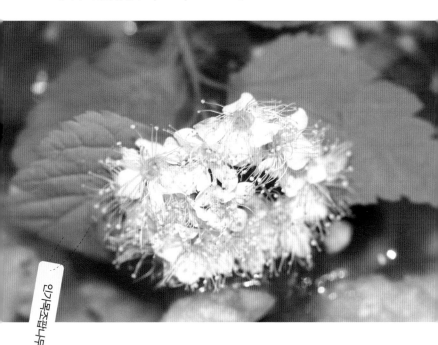

인가목조팝나무 꽃

전국의 산에서 흔히 자라는 조팝나무는 관상수로 보급이
많이 되어 도시공원이나 대학교 교정에서 흔히 볼 수 있다.
줄기는 높이 1.5~2m 정도로 자라고, 뿌리에서 가느다란
줄기가 많이 올라온다. 꽃은 4~5월에 작년도 가지에서 4~6

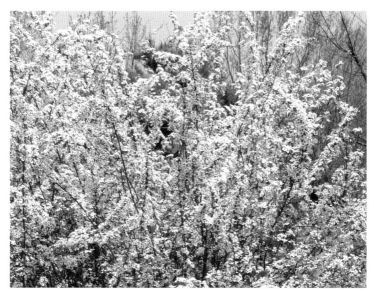
조팝나무 수형

개의 꽃이 산형화서를 이루
고, 꽃의 지름은 5~8mm,
흰색이다. 꽃잎은 5개이며
수술은 많다.

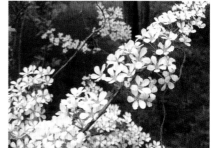
조팝나무 꽃

어긋난 잎은 길이 2~3.5
㎝ 정도이고 가장자리에 잔톱니가 있다. 열매는 9월에 결실
을 맺는다.

인가목조팝나무는 중부이북의 깊은 산 저지대 나무 밑에
서 자란다. 줄기의 높이는 1m 정도이고 어긋난 잎은 난형이
거나 넓은 타원형이고 길이 2~4.5cm, 가장자리에 이중톱니

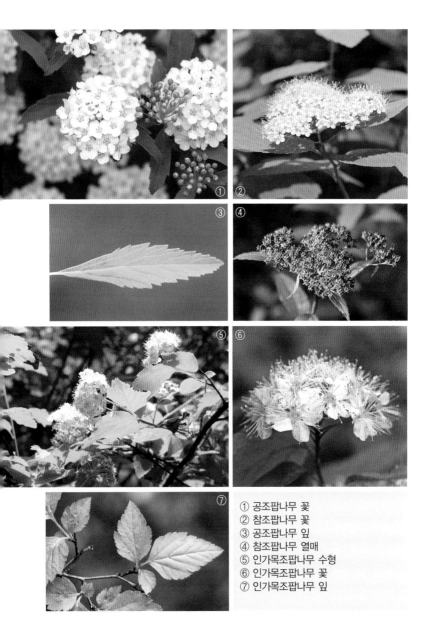

① 공조팝나무 꽃
② 참조팝나무 꽃
③ 공조팝나무 잎
④ 참조팝나무 열매
⑤ 인가목조팝나무 수형
⑥ 인가목조팝나무 꽃
⑦ 인가목조팝나무 잎

가 있다.

꽃은 5~6월에 새로 난 가지의 끝에서 산방화서나 산형화서로 달린다. 꽃잎은 흰색이고 수술은 많고, 열매는 7~9월에 결실을 맺는다.

참조팝나무는 중부이북에서 자라며 꽃의 색상이 연한 홍색이다. 꽃의 색상은 시간이 지나면 흰색으로 바래진다.

꽃의 맛

조팝나무 종류의 꽃은 대부분 순하고 맹한 맛을
가지고 있으며 약간 쓴 맛이 나는 경우도 있다.
꽃잎의 식감은 매우 부드러운 편이다.

| 먹는 방법 |
조팝나무, 참조팝나무, 인가목조팝나무 등의 꽃을 4~6월에 채취한다.
꽃을 찜기로 찐 뒤 건조시킨 꽃을 차로 음용한다.
요리의 장식 꽃으로 사용하기도 하는데 꽃잎이 잘 떨어지므로 조심스럽
게 다루어야 한다. 소량이라면 꽃가루를 뿌리듯 꽃잎을 뿌린 뒤 샐러드
로 섭취할 수도 있다.

| 약성과 효능 |
조팝나무 종류는 뿌리를 약용한다. 해열, 인후통, 말라리아, 신경통, 대
하 등에 효능이 있다.

| 번식 |
종자, 꺾꽂이, 포기나누기

| 키우기 |
1 묘목 전문업체나 조경업체에서 조팝나무 묘목을 구입한다.
2 양지, 반그늘에서 잘 자란다.
3 비옥한 사질 토양을 좋아한다.
4 수분은 보통으로 관수한다.
5 겨울에 노지에서 월동한다.

노화방지 성분인 폴리페놀이 함유된

박태기나무

콩과 낙엽활엽관목 *Cercis chinensis* 3~5m

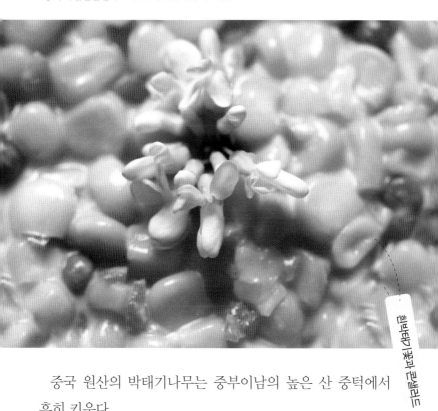

박태기 꽃과 꽃봉오리

중국 원산의 박태기나무는 중부이남의 높은 산 중턱에서
흔히 키운다.

뿌리에서 여러 개의 줄기가 올라온 뒤 높이 3~5m 정도로
자란다. 잎은 하트 모양이고, 잎의 표면에는 윤채가 있다. 잎
의 지름은 6~11cm 정도이다.

꽃은 4~5월에 잎보다 먼저 나고, 꽃의 크기는 1~2cm 정도이다. 꽃은 7~30개씩 산형화서로 달리고, 멀리서 보면 밥풀떼기처럼 보인다고 해서 박태기나무라는 이름이 붙었다.

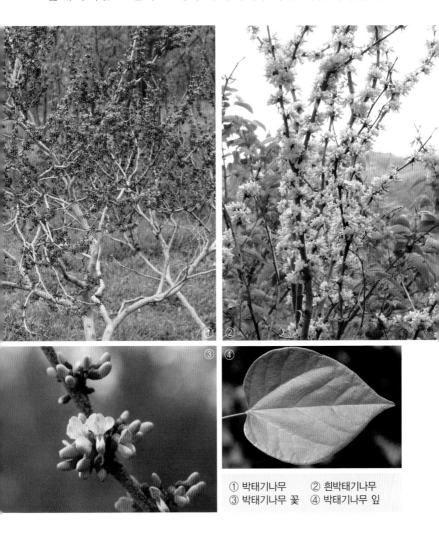

① 박태기나무   ② 흰박태기나무
③ 박태기나무 꽃   ④ 박태기나무 잎

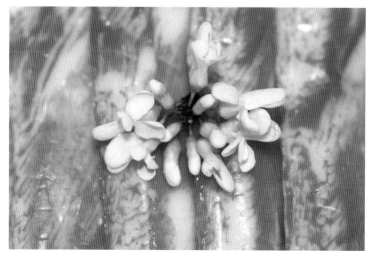

흰박태기 꽃 맛살샐러드

꽃의 색상은 분홍색이지만, 흰박태기나무는 흰색 꽃이 핀다.

꼬투리 모양의 열매는 8~9월에 결실을 맺는다. 꼬투리의 길이는 7~12cm 정도이고, 콩깍지를 까면 그 안에 황록색의 납작한 씨앗이 들어 있다.

우리나라에서 볼 수 있는 박태기나무는 보통 3~5m 높이로 자라지만, 원산지인 중국에서는 최고 15m 높이로도 자란다. 성장 속도는 매우 더딘 편이다.

꽃의 맛

조금 쓰고, 조금 달며 조금 비릿한 맛이 있고, 아삭한 식미가 있다. 콩과 식물의 꽃하고 거의 비슷한 쓰고 비린 맛이 난다. 달달한 샐러드 소스와 함께 섭취하면 쓰고 비릿한 요소들을 감쇄시킬 수 있다.

| 먹는 방법 |

4~5월에 꽃을 채취한다. 꽃을 샐러드로 먹는다. 살짝 데쳐서 비빔밥에 넣어 먹거나 수프에 넣어 먹는다. 붉은색 박태기 꽃에 안토시아신 색소가 많으므로 섭취는 붉은색 박태기 꽃을, 요리 장식은 흰박태기 꽃을 사용한다.

씨앗은 볶아서 먹는다. 씨앗에는 노화방지에 효능이 있는 천연 폴리페놀인 Proanthocyanidins(Procyanidin) 성분과 단백질 9.2%, 지방 2.8%가 함유되어 있다. 북미인디언들이 박태기 꽃을 날것으로 먹거나 데쳐서 먹었고, 씨앗을 볶아서 먹었다.

| 약성과 효능 |

나무 전체를 약용한다. 혈액순환, 종기, 해독, 타박상, 관절통, 임병, 야뇨증, 독사에 물린 상처 등에 효능이 있다.

| 번식 |

8~9월에 종자를 채취해 바로 파종한다. 뿌리를 잘라 심는다. 장마철에 가지를 잘라 꺾꽂이한다.

| 키우기 |

1 조경 전문업체나 묘목 전문업체에서 모종을 구입한다.
2 양지에서 잘 자란다.
3 보수력이 있는 사질 토양에서 잘 자란다.
4 수분은 보통으로 관수하며 건조하지 않도록 관리한다.
5 겨울에 노지에서 월동한다.

해열, 설사, 고혈압에 효능이 있는

등나무 꽃 & 칡 꽃

콩과 낙엽활엽덩굴식물 *Wisteria floribunda* 10cm

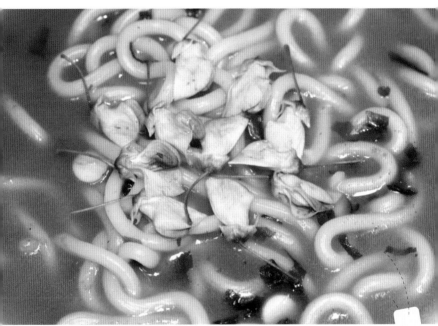

등나무 꽃 카페

동심의 어린 시절, 아까시 꽃처럼 꿀샘을 쭉쭉 빨아먹었던 꽃이 등나무 꽃이다.

길이 10m 내외로 자라는 등나무는 산의 계곡에서 자라지만 파골라, 아치, 학교 교정에 즐겨 심으면서 우리 주위에서 가장 흔하게 보는 덩굴식물이 되었다.

등나무의 줄기는 덩굴 형태로 자라고 오른쪽으로 도는 속
성이 있다. 처음에는 갈색 털이 있으나 점점 없어진다.

어긋난 잎은 홀수1회깃꼴겹잎이고 작은 잎은 13~19개이
다. 작은 잎의 길이는 4~8cm이고 잎자루가 있으며, 어린
잎은 나물로 식용한다.

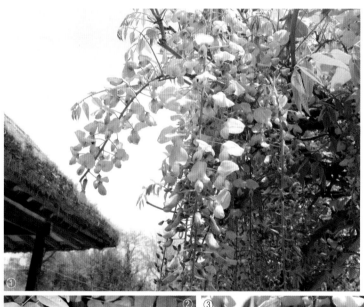

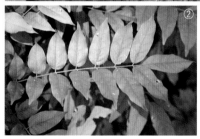
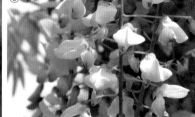

① 공원의 등나무   ② 등 잎   ③ 등 꽃

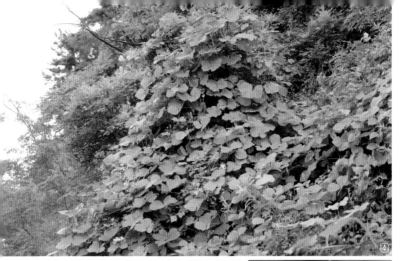

④ 칡 잎   ⑤ 칡 꽃

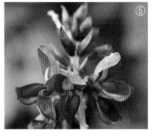

꽃은 5월에 잎과 함께 달리고, 길이 30~40의 꽃대에 총상화서로 많은 꽃이 붙는다. 꽃의 지름은 2cm 정도이고 꽃의 색상은 자주색이거나 연한 자주색이다. 꽃은 개화 후 15일 정도 유지된다.

열매는 9월에 결실을 맺고 10cm 정도 길이의 납작한 콩깍지 형태이다. 콩깍지를 벗겨 보면 1cm 정도의 둥근 종자가 들어 있다.

덩굴식물인 칡(Pueraria lobata)은 재배를 하지 않았음에도 우리 주변의 오래된 집 담장이나 동네 뒷산, 농촌 도로변, 강둑, 깊은 산에서 흔히 볼 수 있다. 8월에 피는 칡 꽃은 식용할 수 있고, 칡의 어린 잎도 식용할 수 있다.

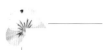

꽃의 맛

등나무 꽃은 중국에서 오래전부터 먹어온 식용 꽃이다.
꽃의 맛은 꿀샘이 있고 쌉싸래하다. 식감이 쫀득쫀득하기
때문에 음미하면 은근히 맛나다.
칡덩굴의 꽃도 오래전부터 먹어온 식용 꽃이다. 꽃에서
칡 향미가 나고 비린 맛이 난다.

먹는 방법

등나무 꽃은 5월에 채취하고 칡 꽃은 8월에 채취한다. 5월부터 서서히
날벌레가 활동을 시작하므로 이들 꽃은 반드시 세척한 후 식용한다. 등
나무 꽃은 날것으로 먹거나 샐러드로 먹는다. 익혀 먹는 것이 가장 좋은
데 뜨거운 수프나 카레 같은 국물 요리에 넣으면 저절로 익혀진다.
칡 꽃은 조림으로 먹거나 절임으로 먹는다. 칡 맛을 감쇄시키기 위해 설
탕을 원하는 만큼 가미한다.

약성과 효능

등나무는 민간에서 더러 약용한 적이 있다.
칡뿌리는 '갈근'이라 부르며 약용하는데 해열, 설사, 이질, 난청, 술독,
불안증, 고혈압 등에 효능이 있다.

번식

가을에 채취한 종자를 이듬해 봄에 파종한다. 두 식물 모두 꺾꽂이와 휘
묻이 번식도 가능하다.

키우기

1 등나무는 9월, 칡은 10월에 씨앗을 받는다. 등나무는 초등학교 교정,
  칡은 동네 뒷산에서 흔히 볼 수 있으므로 씨앗 채취가 용이하다.
2 두 식물 모두 남향 방향의 양지를 선호한다.
3 등나무는 비옥토에서 잘 자라고 알카리성 토양에서는 황백화 현상이
  발생한다. 칡은 토양을 가리지 않고 잘 자라는 경작지 침범 식물이다.
4 등나무는 보통보다 촉촉하게 관수한다.
5 겨울에 노지에서 월동한다.

소염, 혈액순환에 효능이 있는

골담초 꽃

콩과 낙엽활엽관목 *Caragana sinica* 1~2m

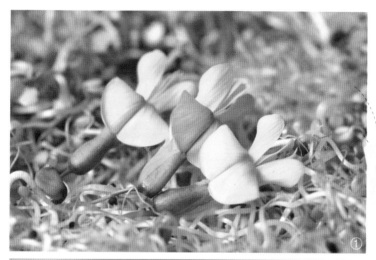

골담초 샐러드

①

②

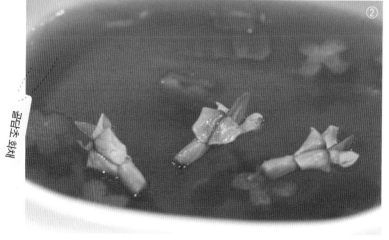

골담초 화채

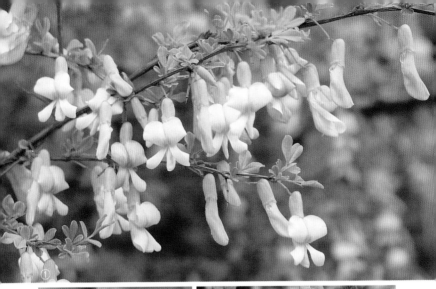

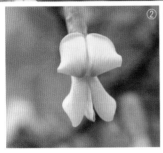
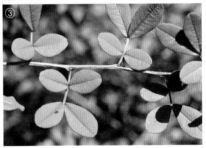

중국 원산이지만 최근 경상도에서 자생
지가 발견되어 우리나라 자생종으로 취급
한다.

① 골담초 수형
② 골담초 꽃
③ 골담초 잎

원줄기는 1~2m 높이로 자란다. 어긋난 잎은 짝수1회깃털
겹잎으로 2쌍씩 붙어 있다. 잎자루의 측면에는 가시가 있다.

꽃은 5월에 다발로 모여달리고, 꽃의 길이는 1~2cm 정도
이다.

열매는 9월에 성숙하고 길이 3~3.5cm, 원기둥 모양이다.

꽃의 맛

싱싱하고 달달하고 쓴 맛이 적다.
예로부터 먹어온 식용 꽃 중 하나이다.

| 먹는 방법 |

5월에 꽃을 채취한다. 5월에는 날벌레가 서서히 활동을 시작하는 시기이므로 식용하기 전 깨끗이 세척한다. 싱싱한 꽃은 샐러드나 비빔밥으로 먹는데, 과다 섭취하면 비릿하므로 소량섭취를 원칙으로 한다. 수프나 국물 요리에 넣어 먹기도 하지만, 화채로 만들어 먹거나 튀김으로 먹는 것이 가장 좋다.

| 약성과 효능 |

꽃, 줄기, 뿌리를 약용한다. 소염, 혈액순환, 해수, 급성유선염, 관절염, 타박상, 신경통, 설사, 고혈압 등에 효능이 있다. 줄기를 다른 약재와 함께 약용하면 매독에 효능이 있다.

| 번식 |

종자, 분주, 꺾꽂이

| 키우기 |

1 조경업체에서 골담초 묘목을 구입한다.
2 양지에서 잘 자란다.
3 토양을 가리지 않지만 사질 토양을 좋아한다.
4 수분은 보통으로 관수한다.
5 겨울에 노지에서 월동한다.

TIP 골담초 화채 – 골담초, 설탕, 물, 오미자, 배 반쪽

오미자 100g을 물 6컵에 하루 동안 우려낸 뒤 그 물을 받아 놓는다. 물 9컵에 설탕 2컵을 넣고 끓인 뒤 차갑게 식힌 설탕물과 오미자 우려낸 물을 섞고 골담초와 배를 띄워 냉장고에 저장하여 그때그때 먹는다.

해열, 해독, 항암 목적으로 약용하는

매자나무 & 매발톱나무

매자나무과 낙엽활엽관목 *Berberis koreana* 2m

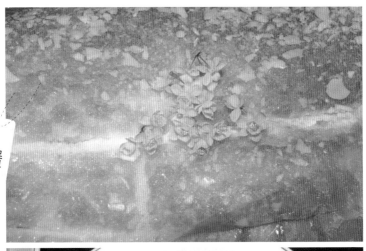

매자나무 꽃과 빵

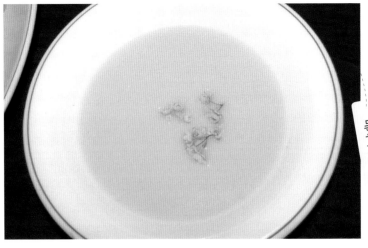

매자나무 꽃과 크림수프

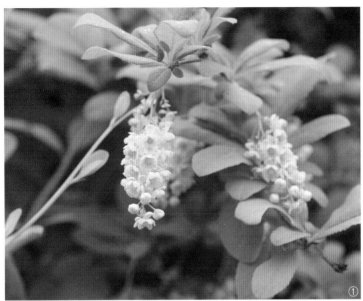

① 매자나무 꽃
② 매자나무 잎

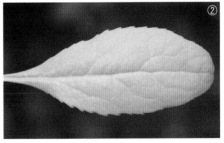

우리나라 특산식물인 매자나무는 중북부 지역의 산에서 자생한다. 높이 2m 정도로 자라고 관리가 용이하기 때문에 조경용으로 많이 보급되고 있다.

꽃은 5월에 총상화서로 달리고 화서의 길이는 4cm 정도이다. 열매는 9월에 붉은색으로 익고 구형이거나 난상 원형이다.

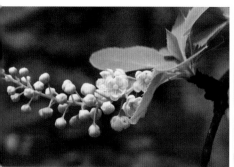
왕매발톱나무 꽃

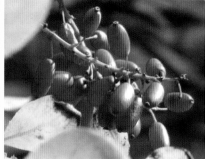
왕매발톱나무 열매

잎에는 털이 없고 가장자리에는 불규칙한 톱니가 있다.

매자나무와 비슷한 매발톱나무(Berberis amurensis)는 6~7월에 꽃이 피고 화서의 길이는 10cm 정도이다. 우리나라 중북부 지방의 산기슭에서 자란다.

왕매발톱나무(Berberis amurensis)는 매발톱나무와 거의 비슷하지만 5월에 꽃이 핀다. 잎의 가장자리에 예리한 톱니가 있고, 열매는 긴 타원형이다. 강원도와 울릉도에 자생지가 많다.

꽃의 맛

두 식물 모두 매자나무과의 한약같은 향미가 있다. 꽃의 맛은 조금 쓰고 조금 텁텁하다. 꽃이 피어 있을 때는 단맛을 많이 느낄 수 있다. 매자나무과 식물들은 식물체에 약간의 독성이 있으므로 요리의 장식용으로 사용하는 것이 좋다. 섭취할 경우 소량 섭취를 원칙으로 한다.

| 먹는 방법 |

매자나무는 5월에, 매발톱나무는 6~7월에, 왕매발톱나무는 5월에 꽃을 채취할 수 있다. 꽃은 요리의 장식용으로 사용하거나 뜨거운 수프에 맛내기 용도로 조금 넣는다. 유럽에서는 오래 전부터 매자나무과의 나무 열매를 식용해 왔는데 잼을 만들거나 쌀 요리에서 사용하는 등, 주로 익혀서 먹었다

| 약성과 효능 |

잘 건조시킨 뿌리와 가지를 약용한다. 해열, 해독, 소염, 황달, 결막염, 폐렴, 장염, 이질, 자궁출혈 등에 효능이 있고 항암 목적으로 약용하는 경우도 있다.

| 번식 |

9월에 종자를 채취한 뒤 땅에 묻어두었다가 이듬해 봄에 파종한다. 꺾꽂이 번식은 6월 초에 한다.

| 키우기 |

1 조경 전문업체나 묘목 전문업체에서 묘목을 구입한다.
2 매자나무는 양지성, 매발톱나무는 반음지성 식물이다.
3 토양을 가리지 않으나 사질 토양이나 비옥토에서 잘 자란다.
4 수분은 보통으로 관수한다.
5 겨울에 노지에서 월동한다.

이뇨, 고혈압에 효능이 있는

산뽕나무 & 뽕나무 꽃

뽕나무과 낙엽활엽소교목 *Morus bombycis* 7m

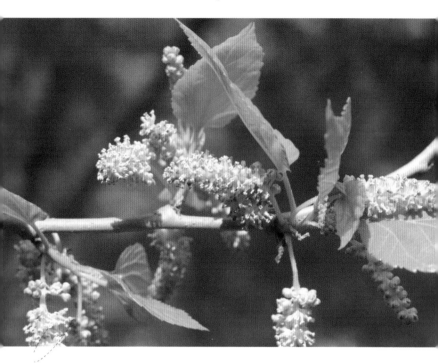

산뽕나무 수꽃

  '산뽕나무' 는 우리나라 전국의 산야에서 흔히 자란다. 강
뚝에서도 볼 수 있다. '뽕나무' 는 누에의 식량으로 사용하기
위해 밭에서 재배한다. 누에가 뽕나무 잎을 잘 먹기 때문이
다.

  산뽕나무의 줄기는 높이 7~8m 정도로 자란다. 어긋난 잎

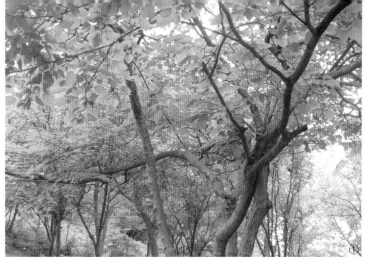
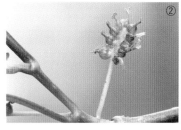
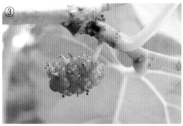

① 산뽕나무 수형
② 뽕나무 암꽃
③ 뽕나무 열매

은 난형이거나 넓은 난형이고 가장자리에
불규칙한 톱니가 있다. 잎의 길이는
2~22cm 정도이며, 잎 뒷면 주맥 위에는 약간의 털이 있고
잎자루에는 잔털이 있다.

　산뽕나무의 꽃은 4~5월에 피고 암수딴그루이거나 암수한
그루이다. 꽃은 꼬리화서에 자잘한 꽃들이 달린다. 꼬리화서
의 길이는 암꽃보다 수꽃이 더 길다.

　수꽃은 4개의 수술이 있고 암꽃의 암술대는 2개로 갈라진
다.

　열매는 6월에 흑자색으로 익고 찌그러진 산딸기 열매처럼

봄나무 꽃 먹기 209

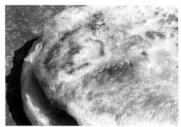
뽕나무 잎 호떡

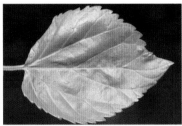
산뽕나무 잎

보이지만 새콤달콤해서 아주 맛나다.

　'뽕나무'는 산뽕나무와 거의 비슷하지만 높이 3m 내외로 자라고 꽃은 산뽕나무에 비해 1개월 늦은 6월에 핀다. 농촌에서는 밭에서 흔히 키운다.

꽃의 맛

아삭하고 조금 비릿하다.

| 먹는 방법 |

5월에 꽃을 채취한다. 날것으로 먹거나 샐러드로 먹는다. 어린 가지는 꽃과 함께 차로 우려 마신다. 외형이 아름답지 않기 때문에 요리 장식용으로는 어울리지 않는다.

건조시킨 잎은 가루를 내어 각종 밀가루 음식에 사용하거나 차로 마신다. 잎은 누에의 식량이 된다.

어린 가지로 만든 차는 '상지차' 라고 부른다. 열매를 '오디' 라고 부르며 식용하거나 술로 담근다. 검자색으로 잘 익은 오디 열매는 산딸기보다 부드럽고 달콤새콤하다.

| 약성과 효능 |

잎, 나무껍질, 뿌리, 뿌리껍질과 잎의 백색 즙액, 수피의 백색 즙액을 약용한다. 이뇨, 고혈압, 해열, 변비, 수족마비, 종기, 가래, 해수, 나병, 황달에 효능이 있고 두드러기 같은 가려움증에도 사용한다.

| 번식 |

종자, 꺾꽂이, 휘묻이

| 키우기 |

1 묘목업체에서 외형이 좋은 뽕나무 묘목을 구입한다.
2 양지에서 잘 자란다.
3 물빠짐이 좋은 부식질의 토양을 좋아한다.
4 수분은 보통으로 관수한다.
5 겨울에 노지에서 월동한다.

소염, 해독에 효능이 있는

단풍나무 & 홍단풍나무 꽃

단풍나무과 낙엽활엽교목 *Acer palmatum* 15m

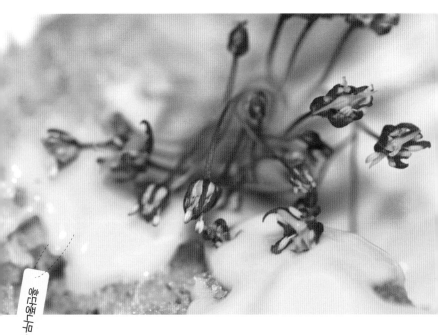

홍단풍나무 꽃

단풍나무는 산에서 흔히 자라지만 관상수로 즐겨 심기 때문에 대도시의 공원에서도 많이 접할 수 있다.

잎은 마주나고 5~7개로 갈라지며 가장자리에 겹톱니가 있다. 잎의 길이는 5~6cm이고 잎 뒷면 털은 점점 사라져서, 잎자루가 있다. 잎은 가을에 붉은색으로 단풍이 든다.

꽃은 4~5월에 자잘한 꽃이 산방화서로 모여달리고 암꽃

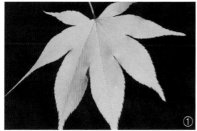
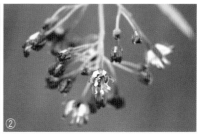

① 단풍나무 잎
② 단풍나무 꽃
③ 단풍나무 열매
④ 단풍나무 수형
⑤ 홍단풍나무 잎

은 꽃잎이 없거나 꽃잎 흔적이 있고, 수꽃은 꽃잎이 없으며 수술은 8개이다. 암꽃과 수꽃이 같은 화서에 있다.

열매는 날개 모양이고 9~10월에 성숙한다. 단풍나무는 열매의 날개 각도가 품종에 따라 조금씩 달라진다.

홍단풍나무(Acer palmatum var. sangaineum Nakai)

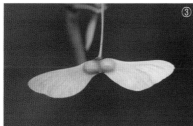
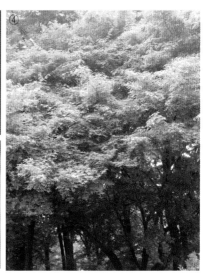
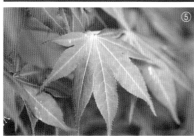

는 일본에서 들어온 품종으로 잎이 봄부터 붉은빛을 띠는 것이 특징이다. 봄부터 붉은색 단풍을 자랑하기 때문에 조경수로 인기가 많은 품종이다.

꽃의 맛

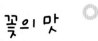

조금 쓰고 조금 시며 조금 달달하다. 식미는 아삭하다.

먹는 방법

5월에 꽃을 채취한다. 샐러드로 먹거나 비빔밥에 넣어 먹는다. 소량섭취를 원칙으로 한다.

그늘에서 잘 건조시킨 단풍나무 꽃은 차로 우려 마신다. 은은한 향과 단맛이 난다. 어린 잎은 조리해서 먹거나 차로 우려 마신다.

단풍나무 수액은 드링크로 마시거나 불에 졸여서 설탕시럽을 만든다. 이렇게 만든 시럽은 캐나다 메이플시럽의 원료인 설탕단풍나무 수액보다 당도가 현저하게 낮다.

약성과 효능

뿌리껍질과 잔가지를 약용한다. 소염, 해독, 관절통, 골절상 등에 효능이 있다.

번식

종자를 10월에 채취하여 땅에 묻어둔 뒤 이듬해 3~4월에 파종한다.

키우기

1 묘목업체 또는 꽃집에서 단풍나무 묘목을 구입한다.
2 반음지성 식물이지만 양지에서도 잘 자란다.
3 비옥한 토양에서 잘 자란다.
4 수분은 보통으로 관수한다.
5 겨울에 노지에서 월동한다.

단풍나무 꽃과 비슷한 맛의

당단풍나무

단풍나무과 낙엽활엽소교목 *Acer pseudosieboldianum* 8m

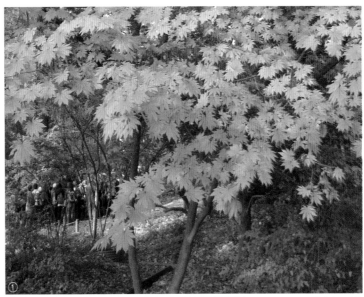

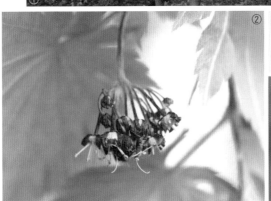

① 당단풍나무 수형
② 당단풍나무 꽃
③ 당단풍나무 잎

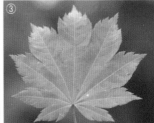

남부지방에서 흔히 자라고 강원도의 산에서도 볼 수 있다. 잎 모양이 단풍나무 잎과 전혀 다르므로 잎을 보면 구별할 수 있다.

꽃은 10~20개의 자잘한 꽃이 무리지어 달린다. 꽃의 맛은 단풍나무 꽃과 거의 비슷하다.

중국에서 들어온 단풍나무

중국단풍

단풍나무과 낙엽활엽교목 *Acer buergerianum* 15m

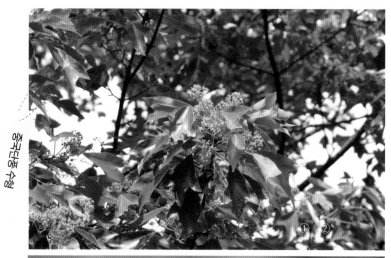

중국단풍 수형

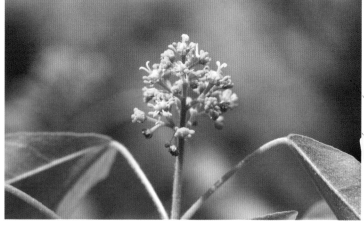

중국단풍 꽃

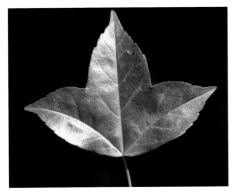
중국단풍 잎

중국 원산이며 우리나라의 남부지방에서 흔히 키운다. 창경궁이나 식물원에서도 볼 수 있지만 분재로도 흔히 키운다.

잎이 3개로 갈라지고 백록색의 꽃도 단풍나무 꽃과 모양이 조금 다르다.

꽃의 맛은 약간 단맛이 있지만 전체적으로 쓴 맛이 많다. 식물체에 알려진 독성이 없으므로 잘 말린 꽃을 꽃차로 시도해 볼 만하다.

가을 단풍이 아름다운
복자기
단풍나무과 낙엽활엽교목 *Acer triflorum* 20m

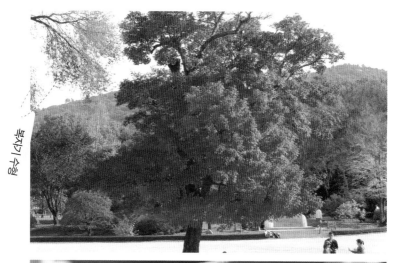

복자기 수형

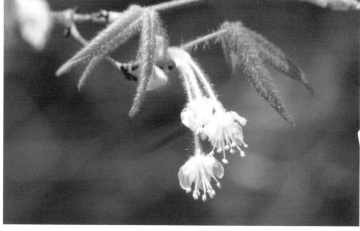

복자기 꽃

우리나라와 중국 만주에서 자생한다. 잎은 작은 잎이 3개 달린 3출엽이므로 쉽게 구별할 수 있다. 수피는 갈라지고 가을 단풍이 매우 아름답다. 5월에 피는 꽃의 맛은

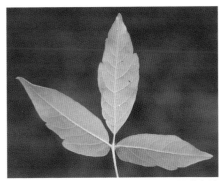

복자기 잎

약간 시고 약간 쓰다. 잘 건조시킨 꽃을 꽃차로 시도해 볼 만하다.

오래 전부터 식용해 온

신나무

단풍나무과 낙엽활엽소교목 *Acer tataricum* 8~10m

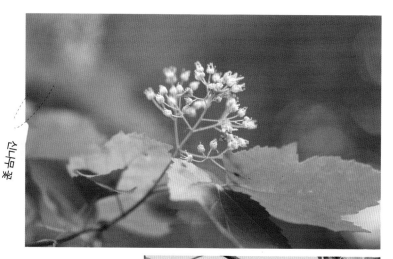

신나무꽃

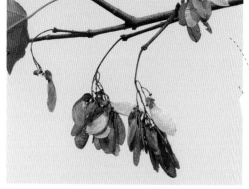

신나무 열매

정식 명칭은 '신나무'이지만 '신단풍'이라고도 불린다.

우리나라 전국의 산과 중국, 일본에서 자생한다.

꽃은 단풍나무과의 나무 중에서 가장 늦은 5~6월에 핀다.

꽃의 맛은 쓰고 텁텁하다. 열매는 날개를 제거하고 조리해 먹는다.

우리나라에서 자생하는 단풍나무과 식물 중에서 가장 수액의 당도가 높을

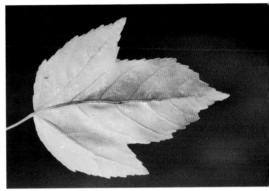

신나무 잎

것으로 추정된다. 수액을 받아 생수처럼 마시거나 졸여내어 시럽을 만든다.

장 청소, 변비, 산후조리에 효능이 있는

고로쇠나무

단풍나무과 낙엽활엽교목 *Acer pictum* 15m

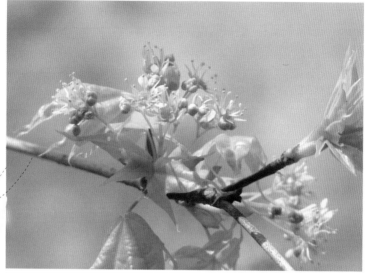

고로쇠 꽃

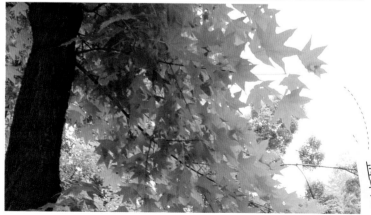

고로쇠 수형

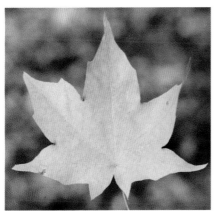

고로쇠 잎

우리나라 전국의 산에서 흔히 자란다.

이른 봄에 수피에 구멍을 내고 호수를 꽂으면 수액을 받을 수 있는데 이를 고로쇠 수액이라고 한다.

뼈를 좋게 한다고 하여 관광객들이 즐겨 마시는데 생수와 비슷하지만 2%의 당분 성분이 있어 약간의 당도가 느껴진다.

4~5월에 피는 황록색 꽃은 쓰고 떫떠름하지만 아삭하게 씹히고 미세하게 꿀샘이 있다.

깊은 산 속의 단풍나무
청시닥나무

단풍나무과 낙엽활엽소교목　*Barbedvein Maple*　10m

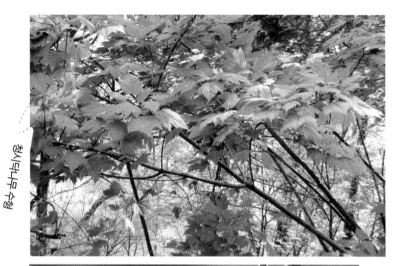

청시닥나무 수형

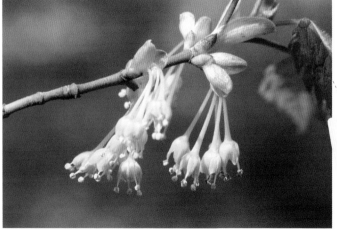

청시닥나무 꽃

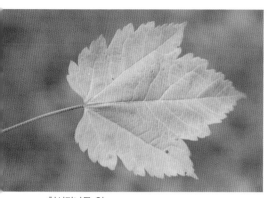
청시닥나무 잎

전국의 깊은 산에서 자생한다.

연록색의 꽃은 신나무보다 조금 늦은 6월에 핀다.

꽃의 맛은 시큼하고 아삭하며 뒷맛이 조금 쓰다.

우리나라와 만주, 러시아에서 자생한다.

산후어혈과 마른기침에 효능이 있는

고추나무 꽃

고추나무과 낙엽활엽소교목 *Staphylea bumalda* 2~5m

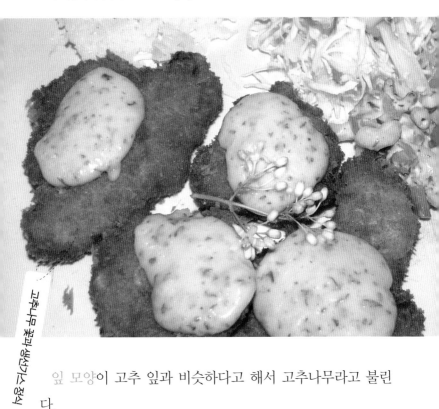

잎 모양이 고추 잎과 비슷하다고 해서 고추나무라고 불린
다.

원줄기는 높이 2~5m 정도로 자란다.

마주난 잎은 3개의 작은 잎으로 된 3출엽이고, 측면의 작
은 잎은 잎자루가 없으며 가운데 작은 잎은 잎자루가 조금

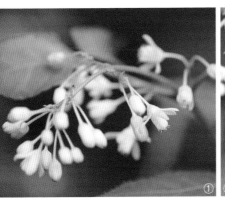 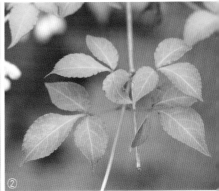

있다. 잎의 생김새는 난형이거나 난상 타원형이고 길이
4~8cm 정도이다. 잎의 가장자리에는 침 모양의 잔톱니가
있고 잎 뒷면 맥 위에는 털이 있다.

　꽃은 5~6월에 흰색으로 피고, 가지 끝에서 길이 5~8cm
의 원추화서를 이루며 자잘한 꽃이 십여 개씩 달린다.

　자잘한 꽃의 크기는 1.5cm 정도이고 수술은 5개, 암술은 1
개이고 암술머리는 2개로 갈라진다.

　열매는 뚱뚱한 가위처럼 생겼고 상단이 양쪽으로 갈라진
다. 열매 크기는 2cm
정도이고 열매껍질을
벗기면 좌우에 1개씩,

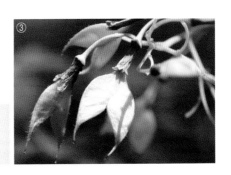

　① 고추나무 꽃
　② 고추나무 잎
　③ 고추나무 열매

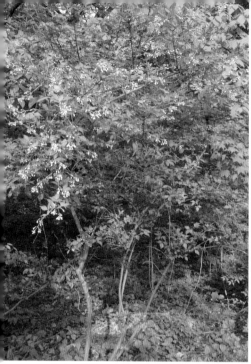
고추나무 수형

보통 2개의 씨앗이 들어 있지만, 1개의 씨앗이 들어 있는 경우도 있다. 씨앗의 크기는 길이 5mm 정도이다.

전국의 산에서 흔히 볼 수 있는 고추나무는 주로 500m 이하 산지에서 자생하고, 봄에 수확한 어린 잎은 나물로 먹을 수 있다.

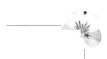

꽃의 맛

꿀샘 때문에 조금 달콤 상큼하고 향이 있다.

먹는 방법

5~6월에 꽃을 채취한다. 날것으로 먹거나 샐러드 또는 비빔밥으로 먹는다. 튀김으로도 먹는다. 상큼한 향미가 있으므로 튀김 요리와도 잘 어울린다. 그늘에서 잘 말린 뒤 차로 음용하기에도 좋다. 외형이 단아하므로 각종 요리의 장식 꽃으로도 사용한다.

약성과 효능

열매와 뿌리를 약용한다. 산후어혈과 마른 기침에 효능이 있다.

번식

종자, 수확한 열매는 땅에 가매장했다가 이듬해 3~4월에 파종한다.
꺾꽂이, 또는 이른 봄에 전년도 가지를 잘라 사용한다.

키우기

1 묘목 전문업체에서 고추나무 묘목을 구입한다.
2 양지 또는 반음지에서 자란다.
3 풍부한 옥토질에서 잘 자란다.
4 수분은 보통으로 관수하되 건조함에 취약하므로 신경을 쓴다.
5 겨울에 노지에서 월동한다.

기침, 사지마비, 관절통에 효능이 있는

황매화 꽃

장미과 낙엽활엽소교목 *Kerria japonica* 1~2m

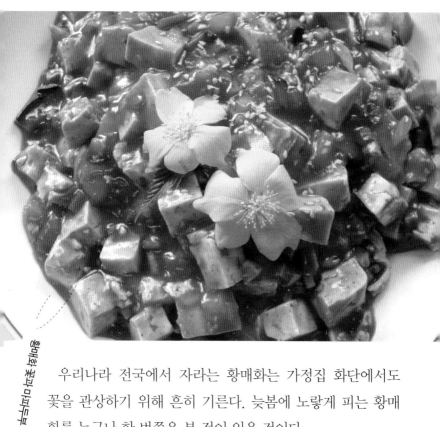

황매화 꽃 피는 시기

우리나라 전국에서 자라는 황매화는 가정집 화단에서도 꽃을 관상하기 위해 흔히 기른다. 늦봄에 노랗게 피는 황매화를 누구나 한 번쯤은 본 적이 있을 것이다.

줄기는 땅에서 모여 올라오고 높이 2m 내외로 자란다.

어긋난 잎은 긴 타원형이고 길이 3~7cm, 가장자리에 겹

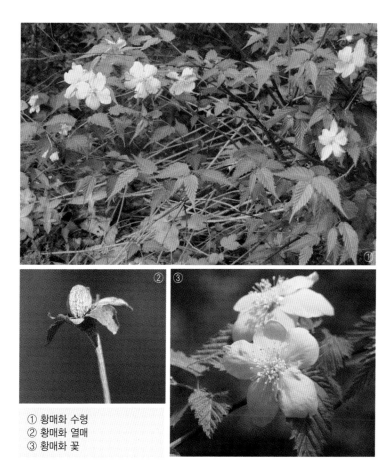

① 황매화 수형
② 황매화 열매
③ 황매화 꽃

톱니가 있다. 잎의 표면에는 털이 없고 잎맥이 울퉁불퉁 나
있으며 뒷면 맥은 돌출되었고 털이 있다. 잎자루의 길이는
1cm 정도이고 턱잎이 있다.

꽃은 4~5월에 노란색으로 피고 꽃의 지름은 3~4cm 정도
이다. 꽃받침잎은 5개, 꽃잎도 5개이고 수술은 많다.

열매는 딱딱하고 둥근 모양이며 8~9월에 흑갈색으로 익는다. 열매는 식용이 가능하다고 알려져 있으나 식용하기에는 너무 딱딱해 보인다.

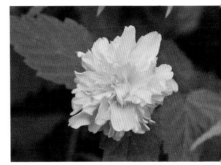

죽단화 꽃

죽단화(Kerria japonica for. pleniflora)는 황매화와 잎과 수형이 거의 비슷한 나무로서 흔히 '겹황매화' 라고도 부른다. 죽단화는 겹꽃이 피므로 꽃잎이 5장인 황매화와 쉽게 구별할 수 있다.

꽃의 맛

황매화의 꽃은 야들야들하고 달달하다. 꽃잎의 육질이 두툼해서 먹을 만하다. 꽃이 질 때 채취하면 쓴 맛이 날 수도 있다. 죽단화는 꽃잎이 작고 육질이 거의 없어 식감이 나쁘다. 또한 쓴 맛이 많고 약간 신맛이 난다. 차로 마실 때는 죽단화로 만든 차를 더 높이 쳐 준다.

먹는 방법

4~5월에 황매화 꽃을 채취한 뒤 샐러드로 먹는다. 달달한 식감의 꽃잎은 매운 음식과 특히 잘 어울린다. 또한 수프나 죽에 넣어 먹을 수도 있고, 잘 건조시킨 꽃은 황매화 차로 마신다. 죽단화도 같은 방법으로 차를 만든다. 어린 잎은 나물로 먹는다.

약성과 효능

꽃봉오리와 잎을 달여서 약용한다. 기침, 여성병, 거담, 사지마비, 소화불량, 관절통 등에 효능이 있다.

번식

종자, 꺾꽂이, 분주

키우기

1 묘목상가 또는 꽃집에서 상태가 좋은 묘목을 구입한다.
2 양지, 반그늘을 권장하지만 응달에서도 성장이 비교적 양호하기 때문에 큰 나무 아래의 그늘에서 흔히 키운다.
3 점질 토양에서 잘 자라지만 약간 축축한 황폐지에서도 잘 자란다.
4 수분은 보통으로 관수한다.
5 겨울에 노지에서 월동한다.

부작용

황매화의 나뭇잎에는 비타민 C가 다량 함유되어 있지만 시안화수소(Hydrogen Cyanide)라는 독성 성분이 0.002% 함유되어 있다. 그러므로 꽃을 섭취할 때는 소량섭취를 원칙으로 한다.

설사, 홍역, 강장에 효능이 있는

미국산딸나무 & 산딸나무 꽃

층층나무과 낙엽활엽교목 *Cornus florida* 7~12m

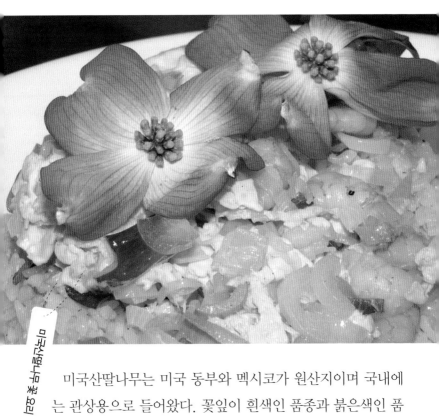

미국산딸나무 꽃

미국산딸나무는 미국 동부와 멕시코가 원산지이며 국내에
는 관상용으로 들어왔다. 꽃잎이 흰색인 품종과 붉은색인 품
종이 있다. 붉은색 꽃이 피는 품종은 '붉은미국산딸나무' 라
고 부른다.

국내에서 심어 기르는 미국산딸나무는 토종 산딸나무에

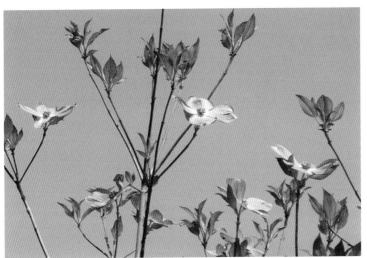
미국산딸나무

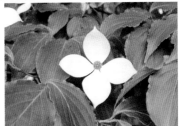
토종 산딸나무 꽃

비해 2개월 정도 빠른 4~5월에 꽃이 핀다. 식물원에서 볼 수 있는 '꽃산딸나무'도 미국에서 들어온 품종 중 하나로 4~5월에 꽃이 핀다.

우리나라 중부이남 지방에서 자생하는 토종 산딸나무는 흰색의 꽃이 핀다. 미국산딸나무처럼 도시공원이나 빌딩 조경으로 흔히 심는다. 꽃은 미국산딸나무에 비해 2개월 늦은 6~7월에 핀다.

산딸나무의 잎은 마주나고 난형이거나 원형이다. 잎의 길이는 5~12cm 정도이고 전체적으로 층층나무 잎과 닮아 있

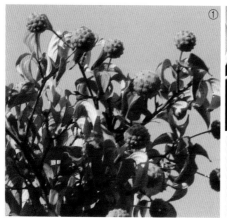
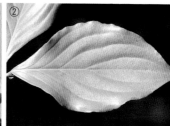

① 산딸나무 열매
② 산딸나무 잎

다. 잎의 측맥이 4~5쌍이므로 충충나무와 구별할 수 있다.

꽃은 십자가 모양이고 흰색 총포편이 꽃잎처럼 보인다. 꽃은 총포편 중앙에서 둥글게 원형으로 피는데 자잘한 꽃이 20~30개 정도 모여 있다. 자잘한 꽃들을 돋보기로 확대하면 4개의 꽃잎와 4개의 수술이 보인다.

열매는 10월에 빨간색으로 익는다. 열매의 지름은 1.5~2.5cm이고 그 안에 씨앗이 들어 있다. 씨앗 주위로 둥글게 있는 열매의 육질은 황색이고 사람이 먹을 수 있다. 열매가 맛있기 때문에 산골 아이들이 즐겨 따 먹는다.

꽃의 맛

미국산딸나무는 약간 쓴 맛과 아주 미세한 단맛이 있지만 꽃잎을 씹으면 수입산의 질긴 쇠고기를 씹는 듯한 매우 좋지 않은 식미가 있다. 꽃은 요리 장식용으로 사용하고 가급적 식용하지 않는다. 우리나라의 토종 산딸나무 꽃도 미국산딸나무 꽃과 거의 비슷한 맛을 보여준다.

| 먹는 방법 |

미국산딸나무는 4~5월에 꽃이 핀다. 우리나라의 토종 산딸나무는 6~7월에 꽃이 핀다. 꽃은 요리 장식용으로 사용하고 날것으로의 식용을 피한다. 그늘에서 잘 말린 토종 산딸나무 꽃은 차로 마신다.

토종 산딸나무 열매는 날것으로 식용하거나 술을 담가먹기도 한다. 미국산딸나무 열매는 젤리를 만들거나 즙을 내어 음료수나 술에 타서 마신다.

| 약성과 효능 |

아메리카인디언들이 미국산딸나무의 꽃, 뿌리, 수피를 약용하였다. 설사, 외부궤양, 홍역, 말라리아, 강장에 효능이 있다.

| 번식 |

종자, 꺾꽂이

| 키우기 |

1 묘목상가에서 붉은미국산딸나무 또는 산딸나무 묘목을 구입한다.
2 양지 또는 반그늘에서 자란다.
3 비옥한 토양을 좋아한다.
4 수분은 보통으로 관수한다.
5 겨울에 노지에서 월동한다.

| 부작용 |

최근 미국산딸나무의 열매에서 독성이 있을 수 있다는 보고가 있었으므로 산딸나무 열매를 섭취할 때는 가급적 소량 섭취한다.

진해, 해독에 효능이 있는

자작나무 꽃

자작나무과 낙엽활엽교목 *Betula platyphylla* 25m

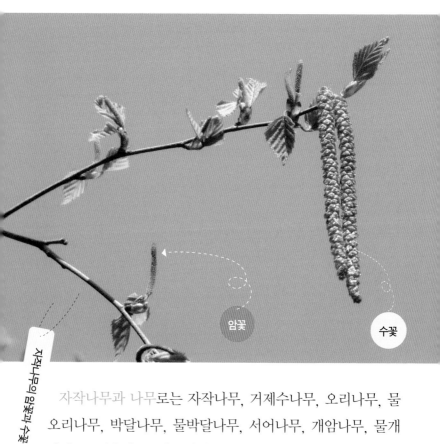

암꽃

수꽃

자작나무의 잎꽃과 수꽃

자작나무과 나무로는 자작나무, 거제수나무, 오리나무, 물오리나무, 박달나무, 물박달나무, 서어나무, 개암나무, 물개암나무, 새우나무, 사스래나무, 소사나무 등이 있다.

이들 나무들은 대부분 2~5월 사이에 개화하는데 그 중 오

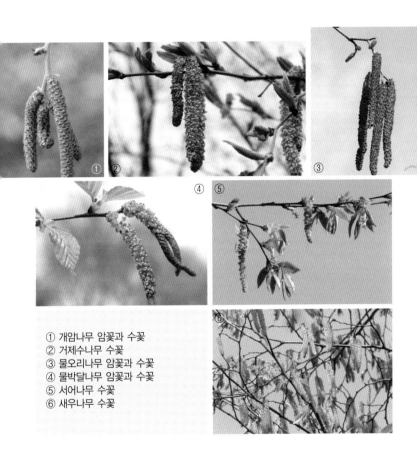

① 개암나무 암꽃과 수꽃
② 거제수나무 수꽃
③ 물오리나무 암꽃과 수꽃
④ 물박달나무 암꽃과 수꽃
⑤ 서어나무 수꽃
⑥ 새우나무 수꽃

리나무 꽃이 가장 이른 2~3월에, 제주도와 완도에서 자생하는 새우나무 꽃은 가장 늦은 5월에 핀다. 꽃은 꼬리 모양이고 암수가 따로 핀다. 꼬리 모양의 수꽃화서와 암꽃화서는 육안으로도 쉽게 구별이 된다. 일반적으로 수꽃화서는 길고, 암꽃화서는 짧다.

수꽃화서는 깨알 같은 꽃들이 원기둥에 밀집하여 꼬리 모양으로 달린다. 수꽃화서는 단백질 함량이 매우 높지만 쓴 맛, 텁텁한 맛, 신맛, 떫은 맛 등 정체불명의 잡맛이 섞여 있으므로 다양한 방법으로 가공 섭취한다.

예를 들어 오리나무에 속하는 몇몇 나무 꽃은 잘 건조시킨 뒤 분말을 만들어 밀가루와 혼합해 빵을 만들어 먹거나 수프에 뿌려 먹을 수 있다고 서구권에 알려져 있다. 소량 섭취시 안전하며, 대량 섭취하면 복통이 유발될 수도 있다.

도토리 열매가 열리는

참나무과의 꽃들

참나무과 낙엽활엽교목 *Quercus acutissima* 20~30m

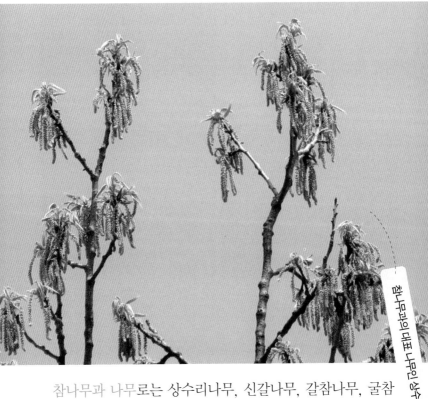

참나무과의 대표 나무인 상수리나무 꽃

참나무과 나무로는 상수리나무, 신갈나무, 갈참나무, 굴참
나무, 떡갈나무, 졸참나무, 속소리나무 등이 있다. 우리나라
전국에서 흔히 자라며 몇몇 나무는 동네 뒷산에서도 흔하게
볼 수 있다. 남부지방에서 자라는 가시나무, 종가시나무, 붉

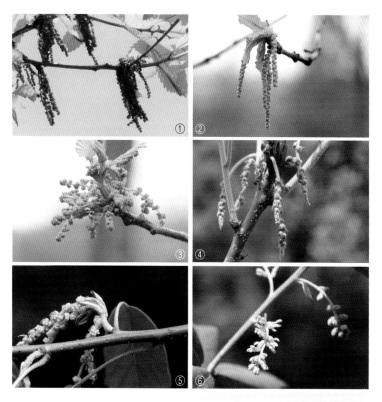

① 갈참나무 꽃 ② 떡갈나무 꽃
③ 신갈나무 꽃 ④ 붉가시나무 꽃
⑤ 종가시나무 꽃 ⑥ 졸가시나무 꽃

가시나무, 졸가시나무, 참 가시나무, 개가시나무 등도 참나무과의 나무들이다.

 참나무과의 나무 꽃은 원기둥 모양의 꼬리 모양 꽃이 달린다. 꽃의 식미는 아삭하지만 대개 시큼하거나 쓰고 떠름한 잡맛이 혼합되어 날것으로 먹기에는 어려운 점이 많다.

 떠름한 맛은 아무래도 참나무과 식물에 탄닌 성분이 많

이 함유되어 있기 때문일 것이다.

참나무과의 열매들은 대개 도토리 모양이다. 도토리는 날 것으로 식용하면 탄닌 성분 때문에 떫떠름한 맛이 강하므로 조리해서 식용한다. 참나무 목재는 오크통 같은 와인 저장통을 만든다. 몇몇 참나무류는 어린 잎을 조리해서 먹을 수 있다. 참나무 꽃의 식용 여부는 세계적으로 명확하게 알려진 내용이 없으므로 가급적 식용을 피한다.

학질, 감기, 종기에 효능이 있는

괴불나무 & 청괴불나무 꽃

인동과 낙엽활엽관목 *Lonicera maackii* 2~5m

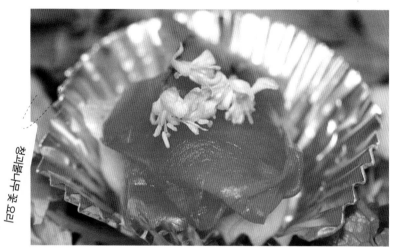

청괴불나무 꽃 요리

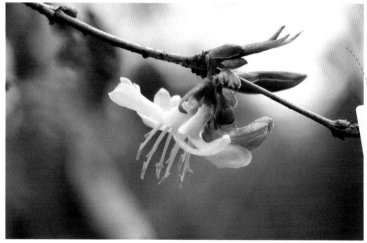

청괴불나무 꽃

우리나라와 일본, 중국에서 자생한다.

열매의 모양이 개의 불알을 닮았다 하여 괴불나무라는 이름이 붙었다. 산의 계곡가나 응달에서 자생한다.

줄기 속은 비어 있고 높이 2~5m 정도로 자란다. 잔가지에는 잔털이 있고 잎은 마주난다. 잎의 모양은 타원형이거나 바소꼴이고 길이 5~10cm, 나비 4cm이다. 잎 뒷면 맥위에 털이 있고 잎자루에도 선모가 있다.

꽃은 5~6월에 잎겨드랑이에서 흰색으로 피고 입술 모양이다. 꽃의 지름은 2cm 정도이고 연한 향기가 있다.

열매는 둥근 모양이며

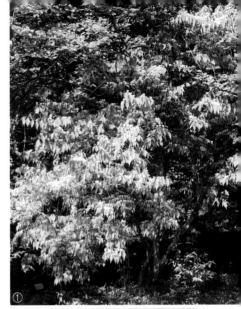
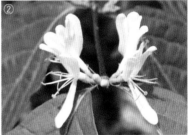
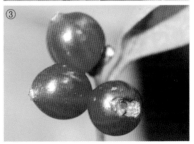

① 괴불나무 수형
② 괴불나무 꽃
③ 괴불나무 열매

2개씩 붙어 있고 9~10월에 붉은색으로 익는다. 열매를 사람이 식용할 수 있다.

청괴불나무(Lonicera subsessilis)는 우리나라 특산나무로 충청북도와 이북지방에서 자란다. 높이 2m 정도로 자라고 깊은 산에서 자생한다.

꽃은 6월에 피고 흰색이거나 연한 노란색이다. 마주난 잎은 달걀 모양이고 털이 없다. 열매는 둥글고 8~9월에 붉은색으로 익는다.

꽃의 맛

괴불나무 꽃은 약간 달달하고 특유의 향기가 있다.
청괴불 꽃은 아삭하지만 약간 비린 맛이 난다.

먹는 방법

괴불나무 꽃과 청괴불나무 꽃은 잘 말린 뒤 차로 음용한다. 둘 다 꽃의 생김새가 아름다우므로 요리 장식용으로도 사용할 수 있다. 괴불나무 꽃의 경우 중국에서 차 대용으로 음용한 기록이 있다.

약성과 효능

괴불나무 뿌리를 학질 약으로 사용한다. 민간에서 잎을 이뇨, 감기, 종기 약으로 사용한다.

번식

종자, 꺾꽂이

키우기

1 묘목 전문 상가에서 괴불나무 또는 청괴불나무 묘목을 구한다.
2 전형적인 음지성 식물이다.
3 비옥한 사질 토양에서 잘 자란다.
4 수분은 보통으로 공급한다.
5 겨울에 노지에서 월동한다.

항균, 항염증에 효능이 있는

개나리 & 영춘화 꽃

물푸레나무과 낙엽활엽관목 *Forsythia koreana 3m*

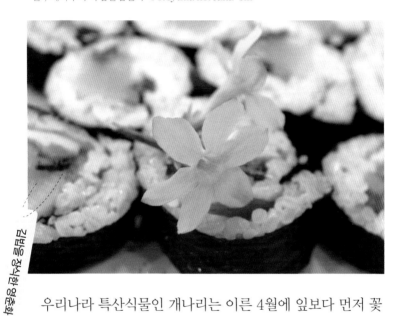

김밥을 장식한 영춘화

우리나라 특산식물인 개나리는 이른 4월에 잎보다 먼저 꽃
이 핀다. 꽃은 잎 겨드랑이에서 1~3개씩 달리고, 길이
5~6mm, 꽃잎은 4개로 깊게 갈라져 꽃잎처럼 보인다.

꽃의 맛은 매우 쓰기 때문에 날것으로는 거의 먹지 못하고
대신 차로 마시는 경우가 많다. 차로 마실 경우 세척한 꽃을
물기를 깨끗이 제거하고 유리병에 보관했다가 끓는 물에 우
려내는데 항균, 항염증에 효능이 있다.

개나리보다 이른 봄에 꽃이 피는 영춘화는 속명

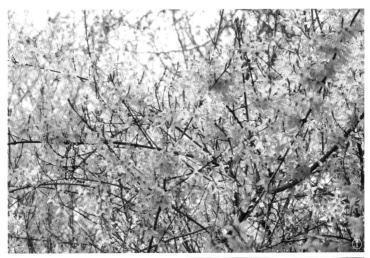

① 개나리
② 개나리 꽃
③ 영춘화

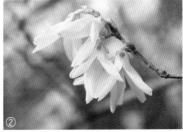

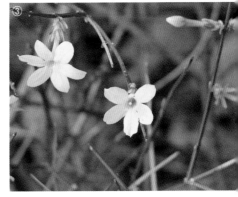

Jasminum nudiflorum을 보면 알 수 있듯 자스민 종류의 하나이다. 꽃의 맛이 매우 쓰기 때문에 차로 음용하기보다는 요리 장식용으로 어울린다.

찾아보기